東北大学病院が開発した

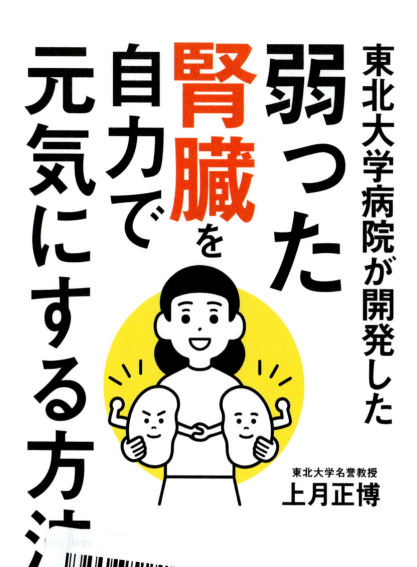

弱った腎臓を自力で元気にする方法

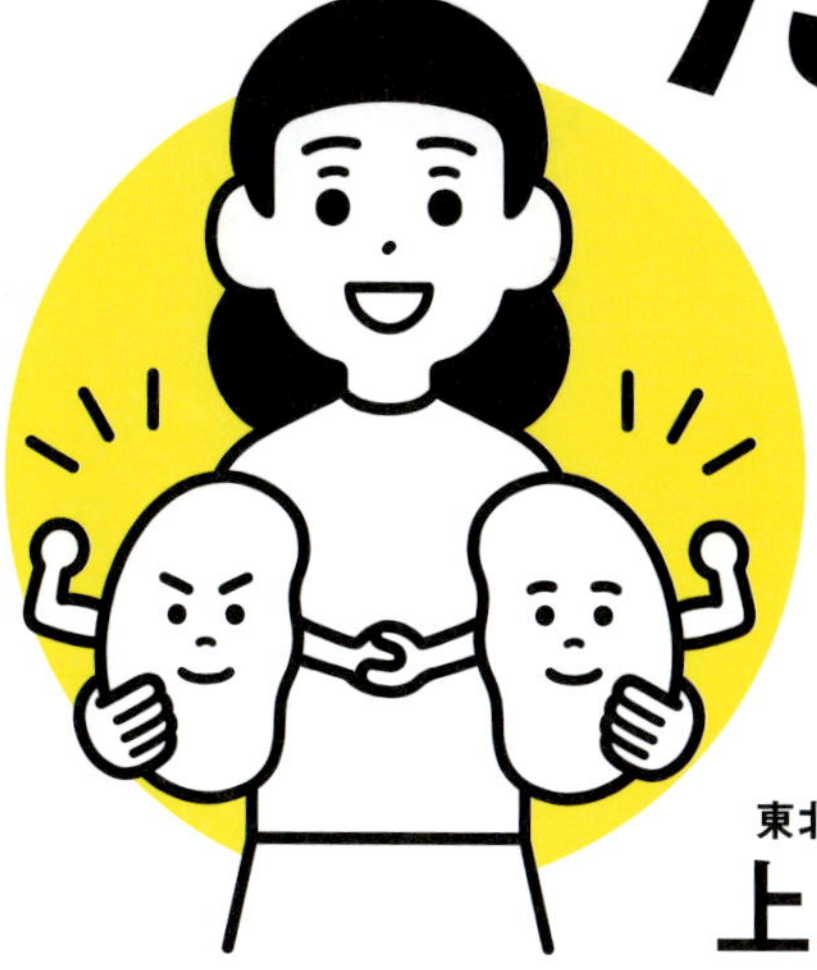

東北大学名誉教授
上月正博

アスコム

クレアチニンやｅＧＦＲの値が悪化して、
腎機能が低下していると診断されてしまった！
このままだと人工透析になるのかな。
もしも人工透析を始めたら
死ぬまで続けるしかないらしい――。

もう普通の生活は
できないのかもしれない。
すごく心配だ――。

でも、ほんとうにそうなの？
腎機能が低下した人、人工透析をしている人は
いったいどんな生活をしているのだろうか。

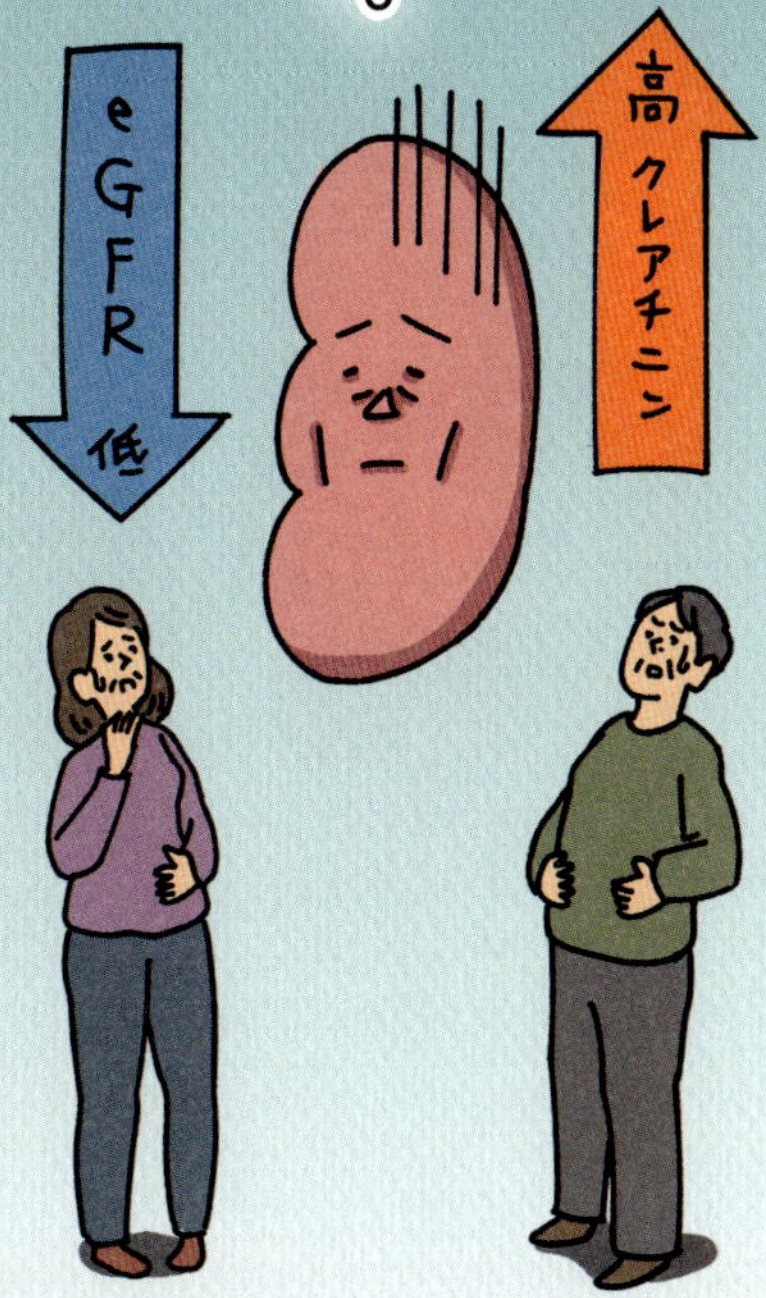

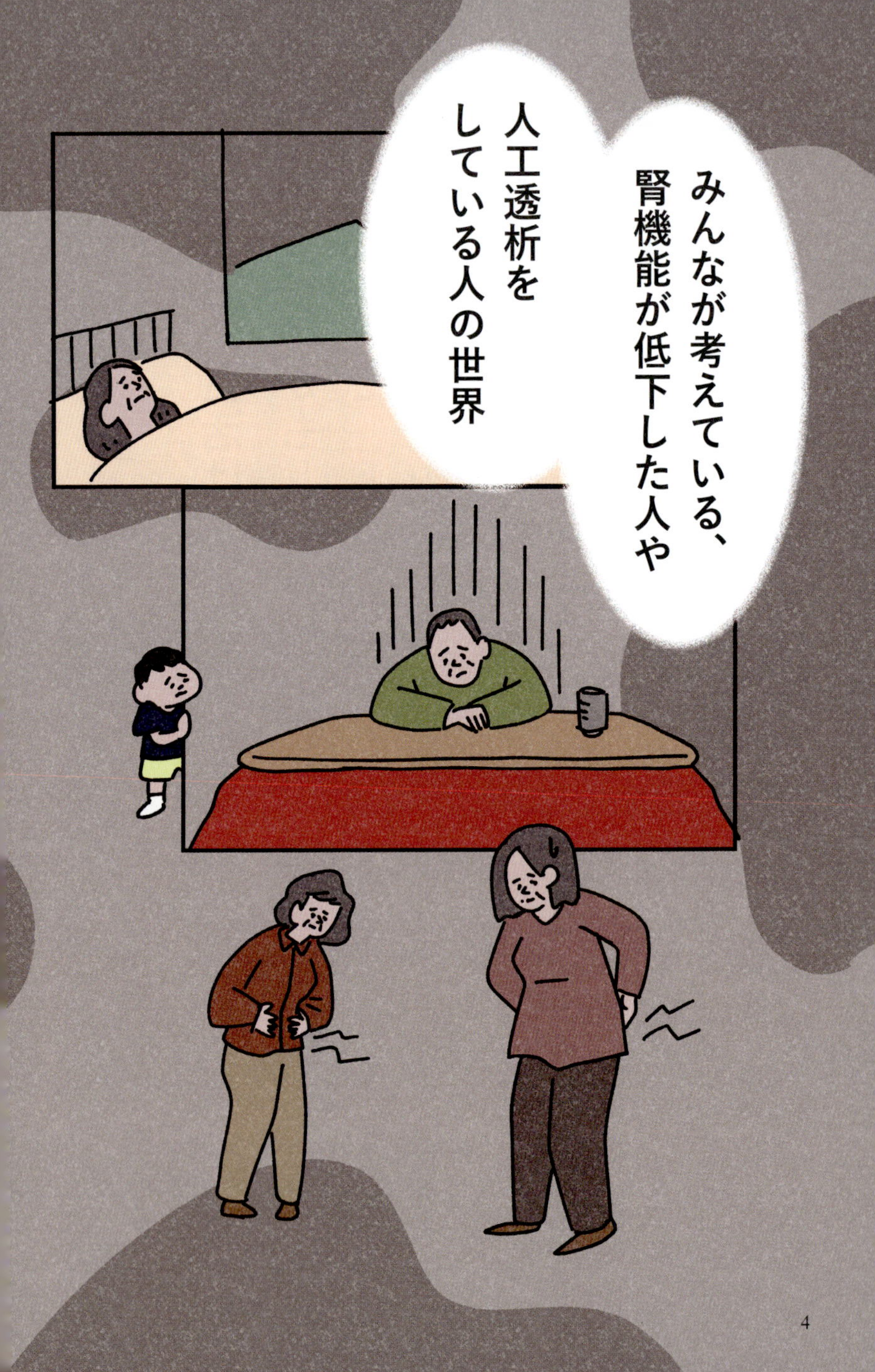
みんなが考えている、
腎機能が低下した人や
人工透析を
している人の世界

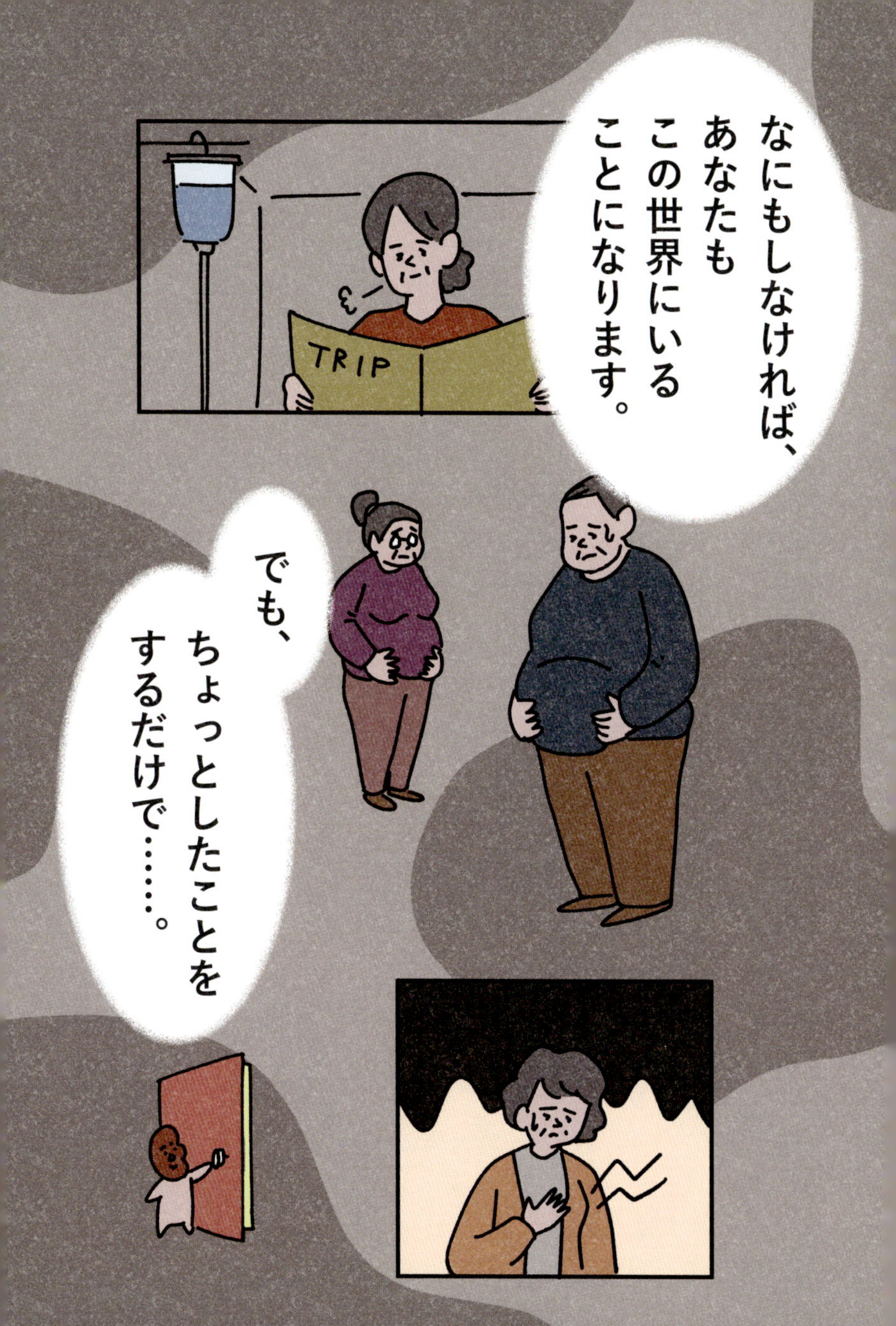
なにもしなければ、あなたもこの世界にいることになります。
TRIP
でも、ちょっとしたことをするだけで……。

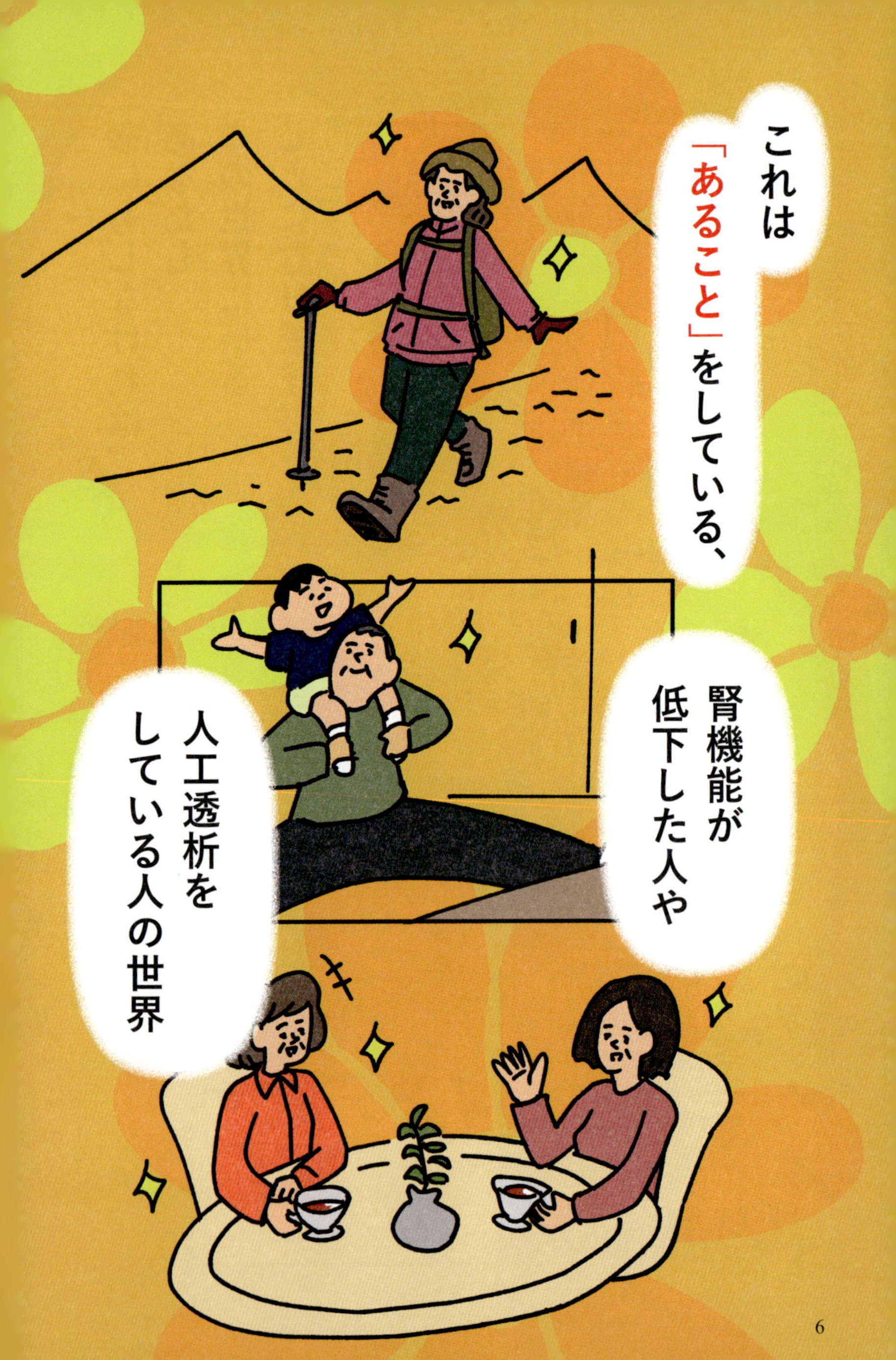
これは「あること」をしている、
腎機能が低下した人や
人工透析をしている人の世界

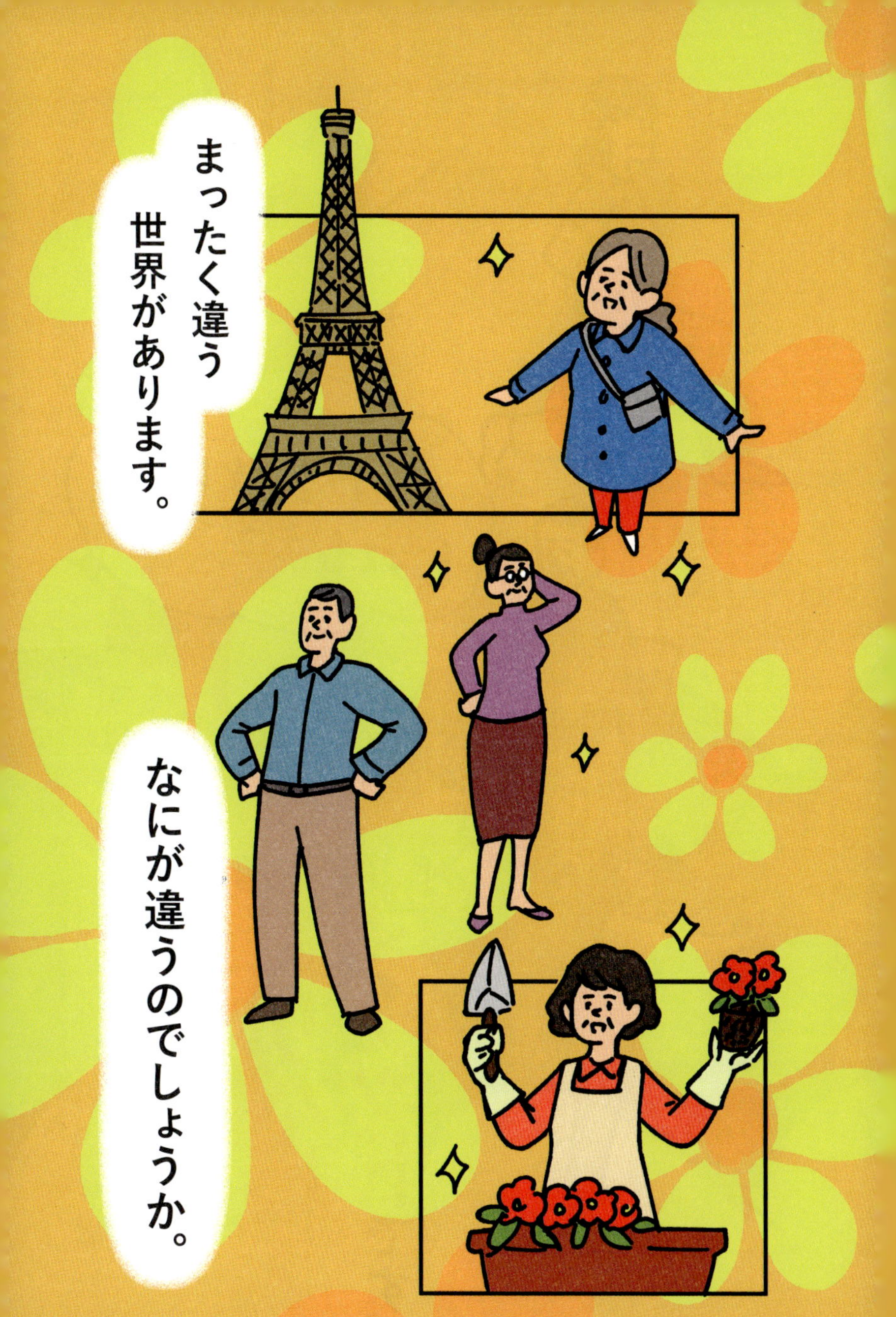
まったく違う
世界があります。
なにが違うのでしょうか。

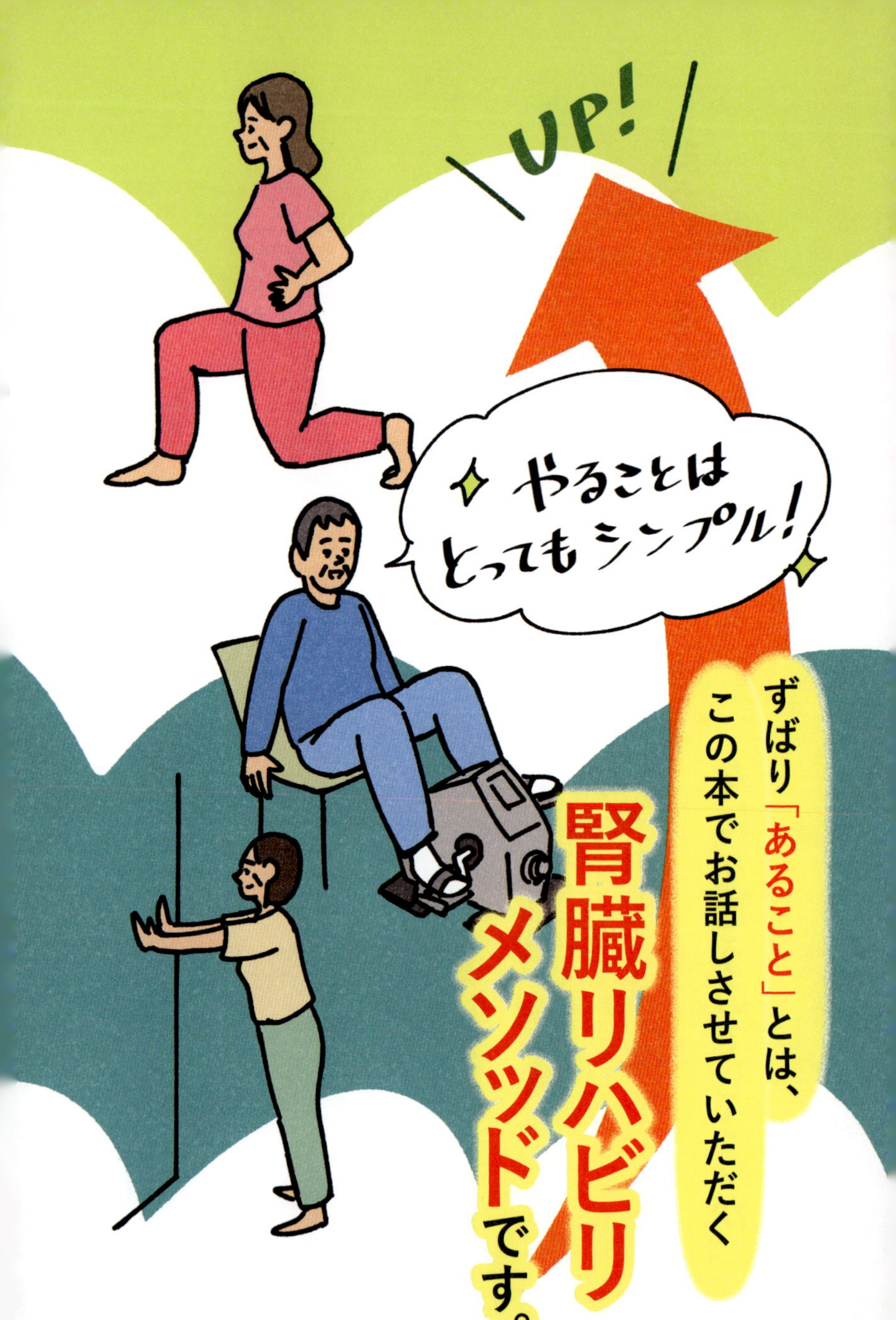

ずばり「あること」とは、
この本でお話しさせていただく
腎臓リハビリメソッドです。

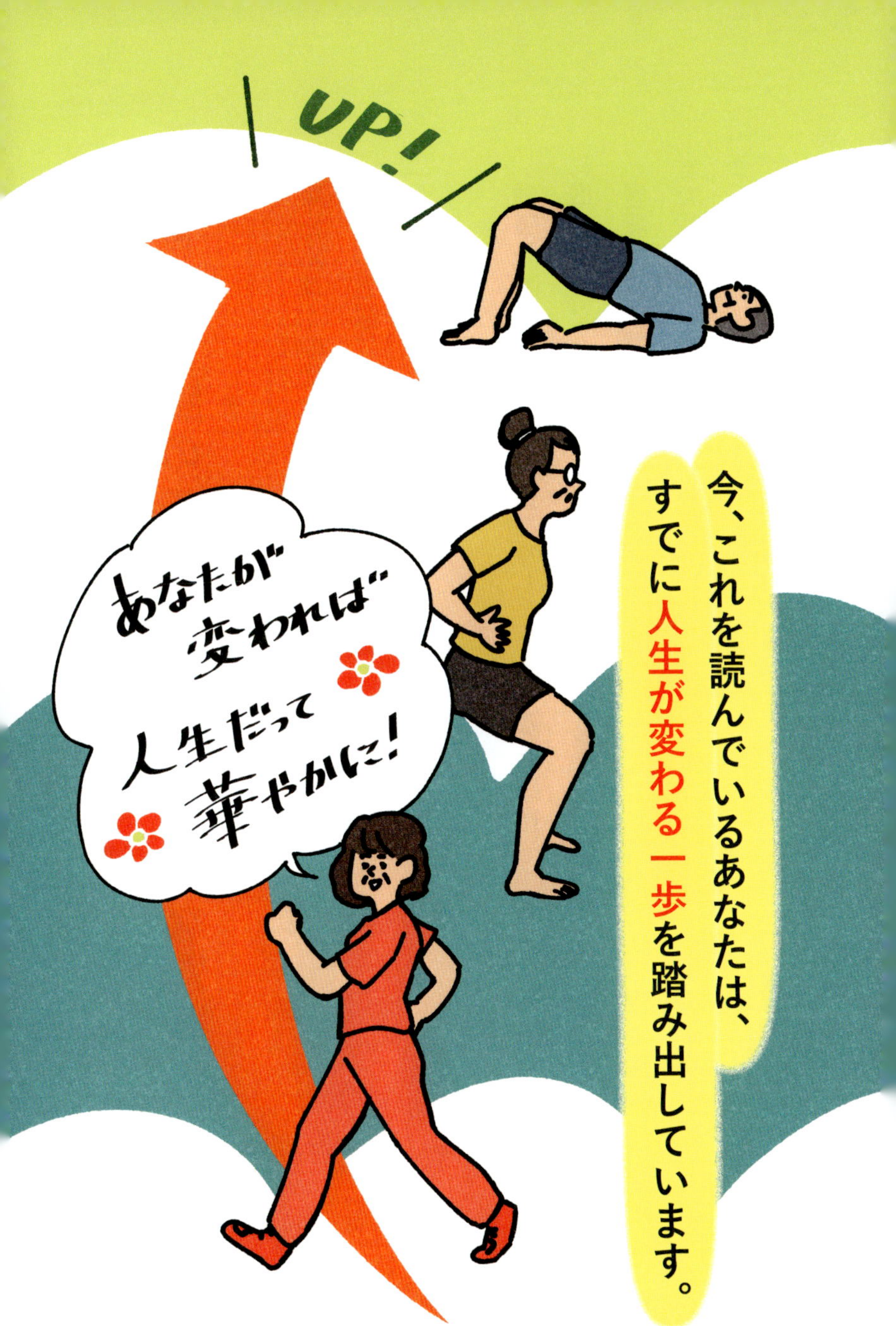

今、これを読んでいるあなたは、
すでに**人生が変わる一歩**を踏み出しています。

はじめに　腎臓のことが気になるあなたへ

「尿たんぱくの量が多いですね」
「ちょっと尿に血が混じっていますね」
「クレアチニンの値が高いですね」

健康診断にて、医師からこのようなことを言われたのをきっかけに、本書を手に取ってくださった方も多いのではないでしょうか。

腎臓は〝沈黙の臓器〟という異名を持つほどに寡黙であり、良くも悪くも働き者で我慢強いことから、かなりピンチな状態にならないとSOSを出してくれません。

ちなみに、その仕事内容を簡単に説明すると、体の中に溜まったゴミの処理です。

腎臓の機能が落ちるということは、すなわち体の中にゴミが溢れかえってしまうことを意味します。

ときどきワイドショーでゴミ屋敷問題が特集されていますが、積み重なったゴミの山だけでなく、悪臭や害虫の発生といったほかの問題も誘発していますよね。

もしも、それと同じようなことがあなたの体の中で起きていたとしたら……。

考えるだけでもゾッとしてしまうのではないでしょうか。

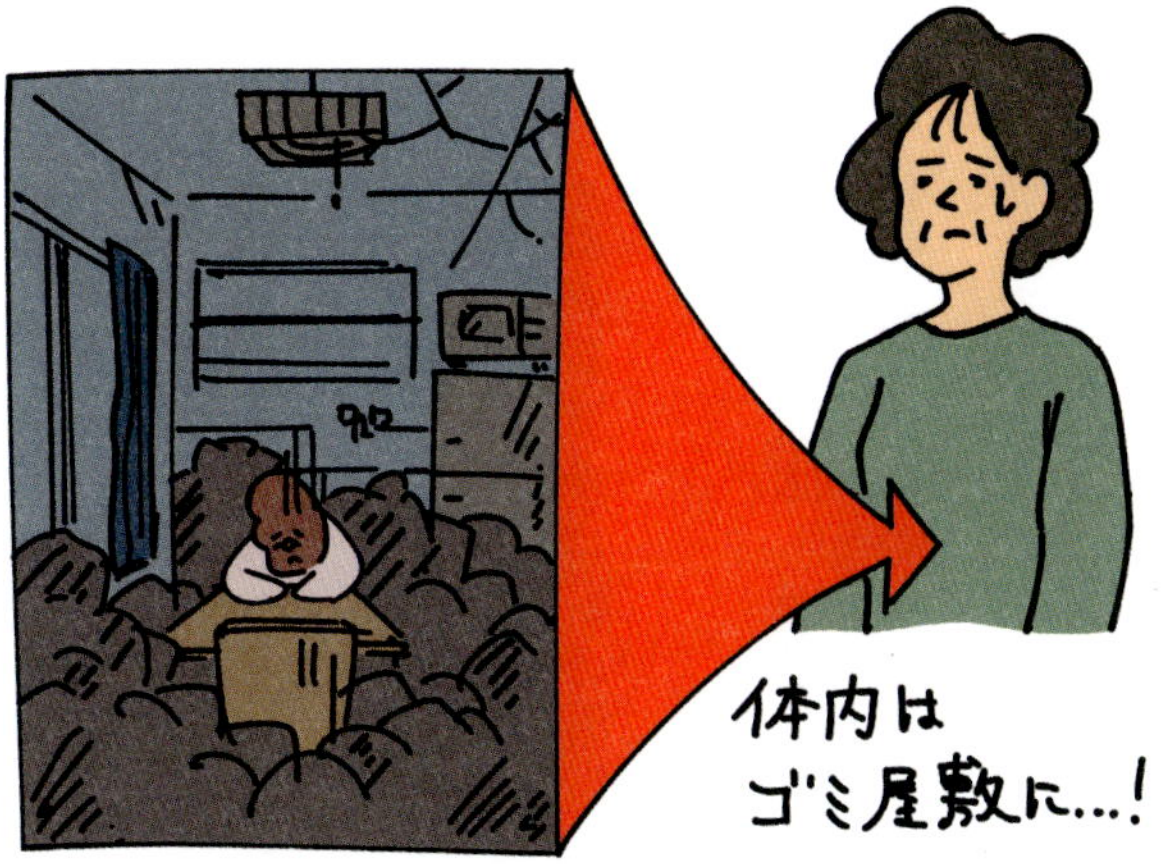

腎臓が働かないと体の中はゴミだらけ

腎臓病はほとんど自覚症状がありません。

後戻りできなくなってしまわないためにも、早期に発見することが必要です。

そしてもちろん、すぐに治療するに越したことはありません。

むしろ、症状をはっきりと自覚できるころには、慢性腎臓病がかなり進行しているとも言い換えられるでしょう。

詳しくは第5章で後述しますが、早期発見するためには尿検査による尿たんぱく（P252）や尿潜血（P253）、血液検査によるクレアチニンの濃度（P257）などが指標となります。

また、一般の方でもP298〜301に掲載した「推算糸球体ろ過量（eGFR）年齢別早見表」を活用すれば、腎臓の糸球体ろ過量（GFR）を推定できるので、おおよそ慢性腎臓病の疑いがあるかどうかを判断できます。

しかし、もっと理想的なことをいえば、重要なのはそもそも腎臓病自体を発症させないことではないでしょうか。

誰だって病気にはなりたくないし、痛い思いもしたくないですよね。

「そんなニーズに応えたい」

「腎臓のために今すぐにでもできることはないのだろうか」

そんな思いが発端となって開発された画期的なプログラムこそが、本書で取り上げる腎臓リハビリメソッド（運動療法）を中心とした〝腎臓リハビリテーション〟です。

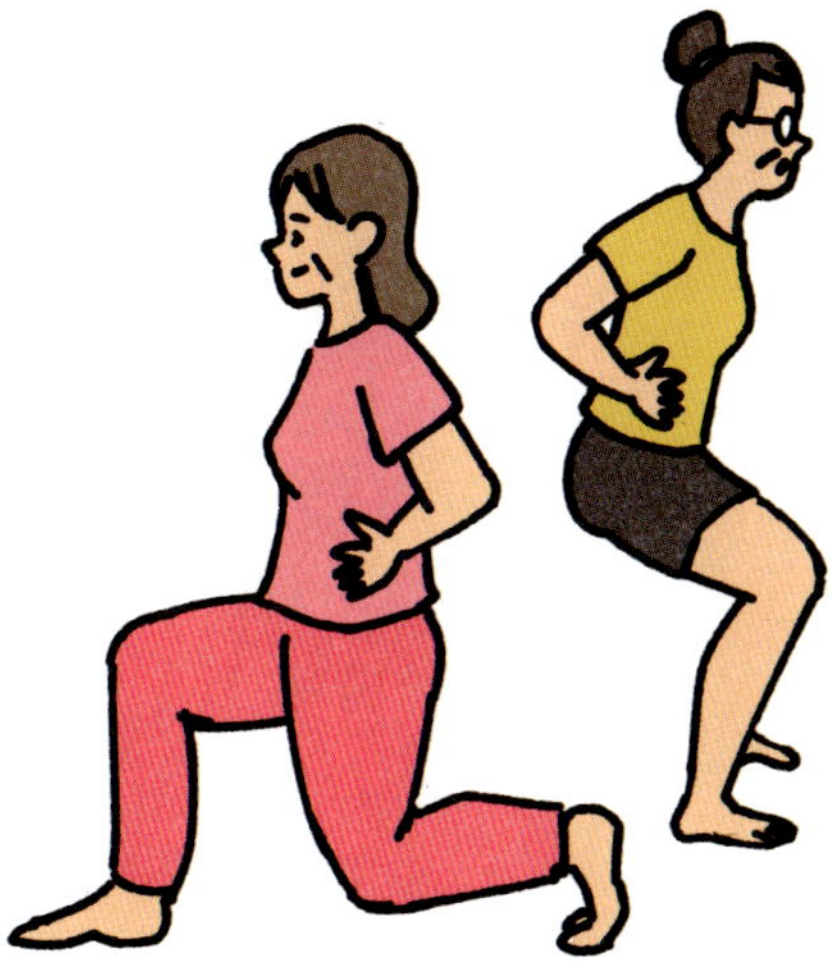

私は30年以上の歳月を費やして腎臓の研究と臨床に取り組んできました。さま

ざまな紆余曲折を経ながら、そして少しの偶然の産物を賜ったおかげでたどり着けたのが、ほかの何物でもない腎臓リハビリメソッドのノウハウです。

腎臓リハビリにおける運動療法の研究結果を初めて講演したのが2000年のこと——今までの概念を大きく覆すものだったので、当時は否定的な意見も少なくありませんでした。しかし、それを上回るほどに国際的な称賛を浴び、確固たる有意なものとして腎臓リハビリメソッドは世界に広がっていくことになったのです。

私たちが中心となって発足した日本腎臓リハビリテーション学会は、腎臓リハビリにおける世界初の学術団体であり、今でも世界を先導していく立場にあります。

そんな腎臓リハビリメソッドの見地を広げるために、その知識を余すことなく詰め込んでいるのが本書なのです。

リハビリと聞くと、病後に取り組むイメージが強いかもしれませんが、腎臓リハビリはその限りではありません。

腎機能の回復や維持、腎臓病予防の観点からも非常に効果的であり、「クレアチニン値が下がった！」「尿たんぱくが減った！」「人工透析を回避できた！」など、多くの事例によって、その有用性が実証されています。

思い立ったが吉日。本書を読んで、さっそく腎臓リハビリに励んでみましょう。

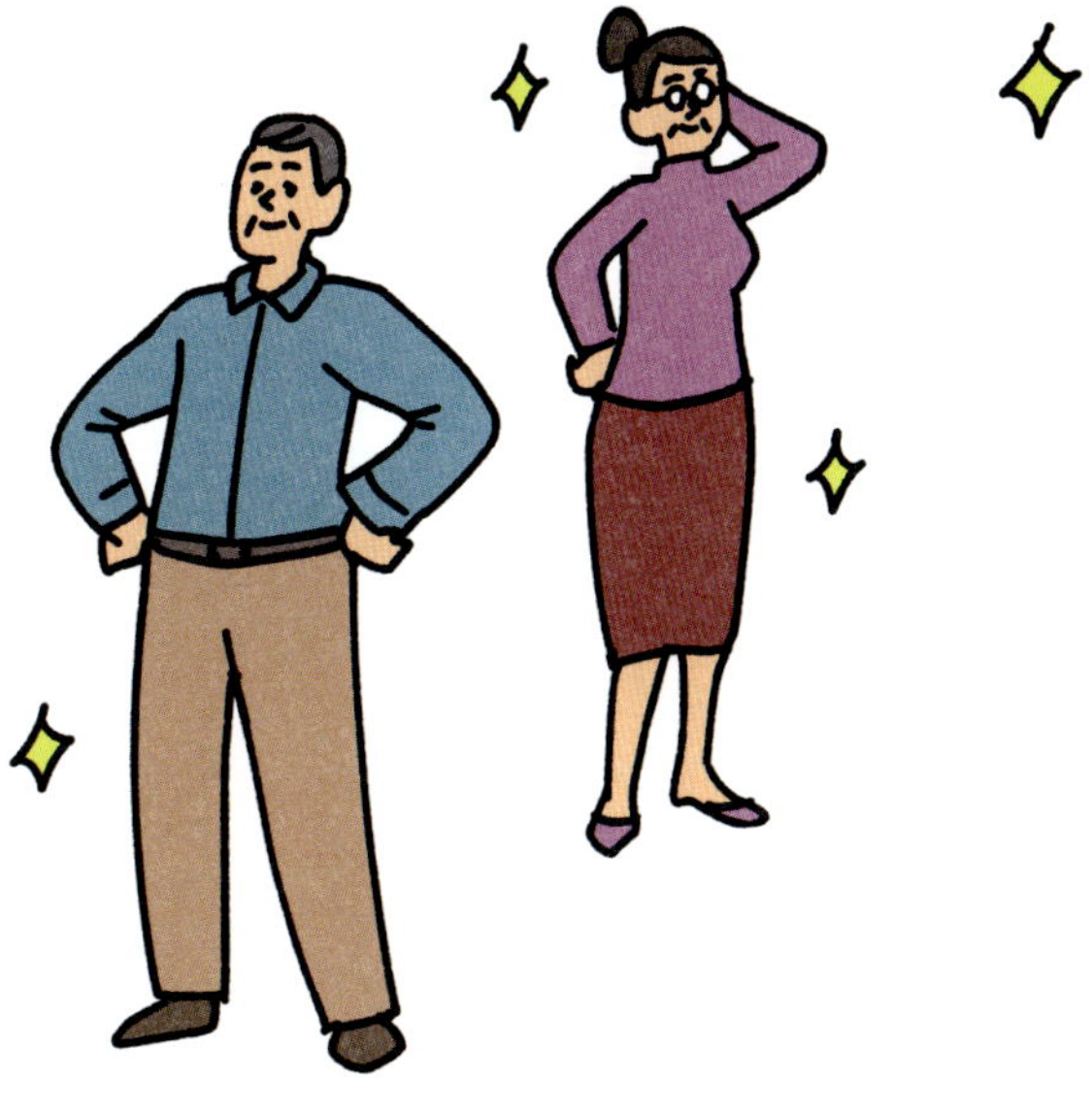

目次

第2章 腎臓リハビリはいったい何がすごいのか

第3章 腎臓をねぎらう食事術

第4章 元気な腎臓は日常生活のなかでも作れる

第5章 腎臓の基礎知識

第1章

腎臓リハビリメソッドで あなたの腎臓を今すぐ助けよう

腎臓リハビリメソッドは腎機能改善の最適解

さっそく腎臓リハビリにおける運動療法の実践編として、自宅で簡単に取り組める〝腎臓リハビリメソッド〟を紹介いたします。

なお、「メソッド」とは、目的を達成するための手順や方法とお考えください。

それでは、肩の力を抜いて、取り組む前の準備に臨みましょう。

【有酸素運動】

・いきいきウォーキング（P37）

【筋力トレーニング（はつらつ筋肉ケア）】

・ゆる大股落とし（P48）⇒太もも・尻・腰・ふくらはぎ

・ゆるスクワット（P52）⇓ 太もも・尻・ふくらはぎ
・寝たまま尻上げ（P55）⇓ 尻・太もも・背中・腹
・ゆっくり壁押し（P58）⇓ 胸・肩・腕

腎臓リハビリメソッドを大まかに分類すると、ポイントになるのは「有酸素運動」と「筋力トレーニング」の2つです。

まず取り組んでいただきたいのが、ウォーキングやジョギング、水泳といった有酸素運動を習慣化させることですが、結論からいってしまえば、腎臓リハビリメソッドに則った「いきいきウォーキング」でじゅうぶんな効果が得られます。

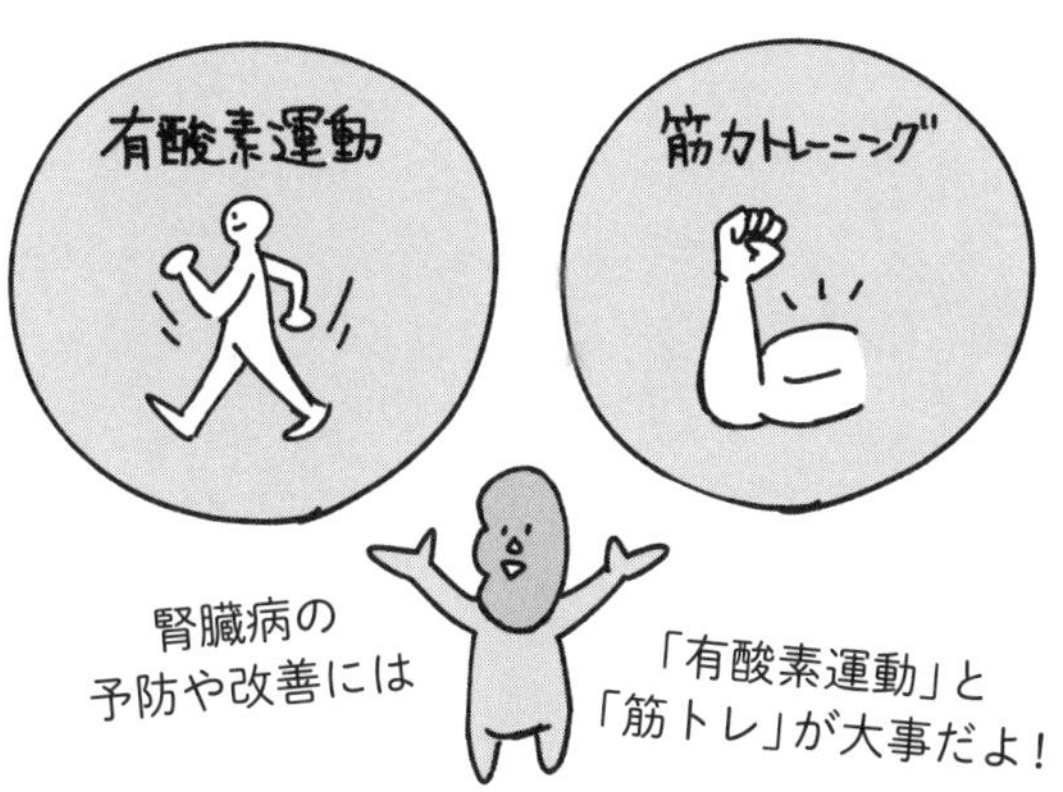
有酸素運動
筋力トレーニング
腎臓病の
予防や改善には
「有酸素運動」と
「筋トレ」が大事だよ！

次に「ゆる大股落とし（フロントランジ）」「ゆるスクワット」「寝たまま尻上げ」といった下半身の大きい筋肉を鍛える筋力トレーニングの重要性についても説明しておきましょう。

人間は全身の筋肉のうち、じつに下半身の筋肉が60〜70％を占めています。つまり、立つ、座る、歩くといった生きるうえで欠かせないADL（Activities of Daily Living：日常生活動作）能力には、太もも・尻・ふくらはぎといった下半身の筋力の有無がそのまま直結するといっても過言ではないのです。

とくに太ももの前にある大腿四頭筋群や太ももの後ろにあるハムストリングス、お尻にある大殿筋、ふくらはぎにある下腿三頭筋を重点的に鍛えられる「ゆる大股落とし（フロントランジ）」と「ゆるスクワット」は欠かせません。

また、腎臓病を発症すると、ほかの内臓疾患に比べて筋力が落ちやすくなる傾向にあります。

そのため下半身以外も積極的に鍛えることが好ましく、余裕のある方は「ゆっくり壁押し」などの上半身を鍛える筋力トレーニングにも取り組んでみましょう。

筋力トレーニングと聞くと、とてもハードな印象を受けるかもしれませんが、高齢の方でも気軽に取り組める内容なので安心してください。

どちらかといえば、筋肉をケアするためのトレーニングなので、私たちの考案した腎臓リハビリメソッドでも「はつらつ筋肉ケア」と呼んでいます。

大切なのは決して無理をしないことです。ゆっくり、少しずつで構いません。

さあ、腎臓リハビリメソッドの準備をしよう！

腎臓リハビリの運動療法は、慢性腎臓病の患者さんや人工透析を受けている患者さんでも安全に取り組めるものですが、病院では医師や看護師、理学療法士、作業療法士といった医療従事者のもとで、しっかりと腎臓の状態や運動負荷が管理され、患者さんの体調にもじゅうぶんに注意や配慮がなされています。

そこで、自宅で腎臓リハビリメソッドを始めるときに気をつけていただきたいことがあります。

それは、自分自身の健康状態をしっかりと把握することです。


この本を手に取ってくださっている方には、自分の病気に真摯に向き合い、頑張る努力を怠らないまじめなタイプが多いことでしょう。

しかし、**まじめな方ほどはまってしまう落とし穴が、すべてを最初から取り入れようとして頑張りすぎてしまうことです**。

例えば、最大血圧が１８０㎜Hg以上あるいは最小血圧が１００㎜Hg以上の高血圧であったり、空腹時の血糖値が２５０㎎／dℓ以上の高血糖であったりする人は、まずは薬物療法や食事療法で血圧や血糖の数値を下げることを優先してください。

また、**病院で人工透析の治療を受けている患者さんは、透析中の前半にペダルこぎなどを行い、透析後半や透析終了直後には運動療法を行わないなどの注意点があります。**

自宅でも自主的に腎臓リハビリメソッドに励むのはすばらしいことですが、あくまでも無理のない範囲で、できれば透析療法のない日に「いきいきウォーキング」や「はつらつ筋肉ケア」のメニューを組むといいでしょう。

ほかにも次ページの表で当てはまるものがある場合は、腎臓リハビリメソッドに取り組むための前段階として治療に専念してください。

そして、かかりつけの医師がいるのであれば、ひとまず運動の是非を相談してみましょう。

腎臓リハビリメソッドにすぐに取り組んではいけない人

- ➡ 最大血圧が 180㎜ Hg 以上あるいは最小血圧が 100㎜ Hg 以上の高血圧の人
- ➡ 空腹時の血糖値が 250㎎／dℓ以上の高血糖の人
- ➡ 急性腎炎で体調がすぐれない人
- ➡ ネフローゼ症候群と診断された人
- ➡ 心不全や狭心症などの心臓病で症状が不安定な人
- ➡ 急に腎機能が増悪《ぞうあく》してきた人
- ➡ 糖尿病網膜症と診断された人
- ➡ 尿中ケトン体が 2＋（20㎎ /dℓ）以上の人

人工透析を受けている人の注意点

- ➡ 透析終了直後に運動してはいけない
- ➡ 透析中に運動するのであれば、その前半にペダルこぎなどを行う
- ➡ 息切れするようなハードな運動はしない
- ➡ 頑張りすぎない

腎臓リハビリメソッド①

いきいきウォーキングで誰でも気軽に健康寿命が延ばせる！

自分の健康状態を知り、かかりつけの医師にも運動療法の許可を得られたのであれば、さっそく腎臓リハビリメソッドに挑戦してみましょう。

まず、みなさんに取り組んでもらいたいのは、ずばりウォーキングです。

もちろん、サイクリング、水泳、エアロビクスといった有酸素運動も腎臓リハビリとして効果的ではありますが、毎日続けることは大変ですよね。

でも、ウォーキングならどうでしょうか。

通勤をしたり、買い物をしたり、意識的に「歩こう！」と思わなくても、人は1日に6000歩くらいは歩くといわれています。

「え？　意外に多い！」

そう思われたのではないでしょう。

そうなのです。誰もが、無意識のうちにけっこう歩いているのです。

それをダラダラと歩くのではなく、ここで紹介する「いきいきウォーキング」に置き換えてみましょう。決して重い腰を上げる必要はなく、誰でもお手軽に始められるはずです。

それだけで健康寿命が延びるのですから、やらない手はありませんよね。

「歩くだけで寿命が延びるなんて嘘くさいなあ……」

このように訝《いぶか》しむ方もいるかもしれませんが、**じつは日頃から効果的に歩けている人は少なく、同時に有用な歩数を確保できている人も多くありません。**

そこで、足腰に問題がなく、歩くことに不安のない人は、手始めに3000歩に相当する30分を「いきいきウォーキング」に置き換えてみましょう。

このときのポイントは、息切れしない程度の早歩きをすることと、30分連続で続ける必要はないことの2つです。

息切れしない程度の早歩きとは、無理なく会話が続けられることがひとつの目安になります。

また、1日の合計で30分を確保すればいいので、5分を6回、10分を3回、あるいは5分2回＋10分2回など、生活リズムに合わせて調整すればOKです。

一方で、普段からあまり運動をする習慣がない人や体力に自信がない人もいるでしょう。小分けしていいとはいえ、30分も歩く時間を確保することが大変な人もいると思います。

その場合、まずは歩数計などを使って自分自身の日頃の歩数を知り、1日に500〜1000歩増やすことから始めてみてください。

例えば、咀嚼《そしゃく》回数を増やすことによって、脳の活性化や記憶力の向上、満腹感を得やすくなることによる食べすぎの防止、唾液の分泌量増加による虫歯や歯周病予防といった、さまざまな健康効果を得られることはよく知られています。

「今よりも料理をひと口食べるときの咀嚼回数を30回増やしましょう」と言われたら、「多いな」と感じる方は大勢いるでしょうが、「できれば10回、難しければ5回増やすだけでOK」であれば、「それくらいならなんとか」と思うのではないでしょうか。

いきいきウォーキングもそれと同じことです。

「今よりもほんの少しだけ増やす」を意識するようにしてください。

また、足腰に不安のある方には、透析患者さんが利用しているエルゴメーター（ペダルこぎ）をおすすめしています。

今はネット通販でも1万～2万円くらいでリハビリ用のものが買えますし、置き場所に困らないコンパクトなものも増えてきました。

それならば、手軽に購入に踏みきれるのではないでしょうか。

いずれにせよ、ご自身のペースに合わせて、無理のない範囲で取り組むことが大切です。

最初は5分だけでも構いません。

焦らず、ゆっくりやっていきましょう。

もし、頭や胸が痛くなったり、冷や汗や脱力感が出たり、「おかしいな……」と体に異変を感じることがあったら、すぐに運動をやめて医師に相談してください。

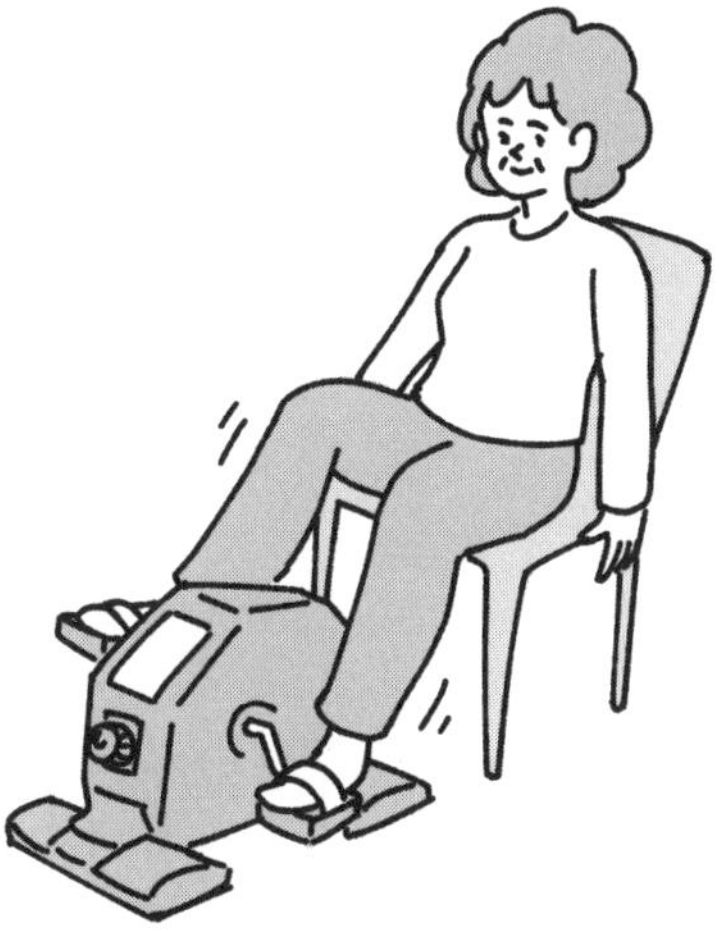

足腰に不安のある人は
ペダルこぎから試してみよう！

また、次のような症状に該当する場合も、すみやかに運動を中止しましょう。

・胸痛や呼吸困難、頭痛、吐き気、めまい、ふらつき、冷や汗などの症状が出た
・運動中または運動後の心拍数が、前日より10回／分以上増えた
・運動中に動悸、頻脈、徐脈、失神などの不整脈の症状が出た
・運動をしていないときでも不整脈が増えた
・尿中ケトン体が2＋（20㎎／dℓ）以上の人

もちろん、体調がすぐれない日は無理せずに休むことが第一になります。

ほかにも糖尿病性腎症の人は、ちょっとした靴擦れをきっかけに壊疽《えそ》が広がりやすいので、足の爪の状態やマメの有無、小さな傷などができていないかよく確認しましょう。

腎臓リハビリを続けていれば着実に健康寿命を延ばすことができるので、頑張ることが億劫にならないように、八分目で長い付き合いにできるといいですね。

理想的ないきいきウォーキング

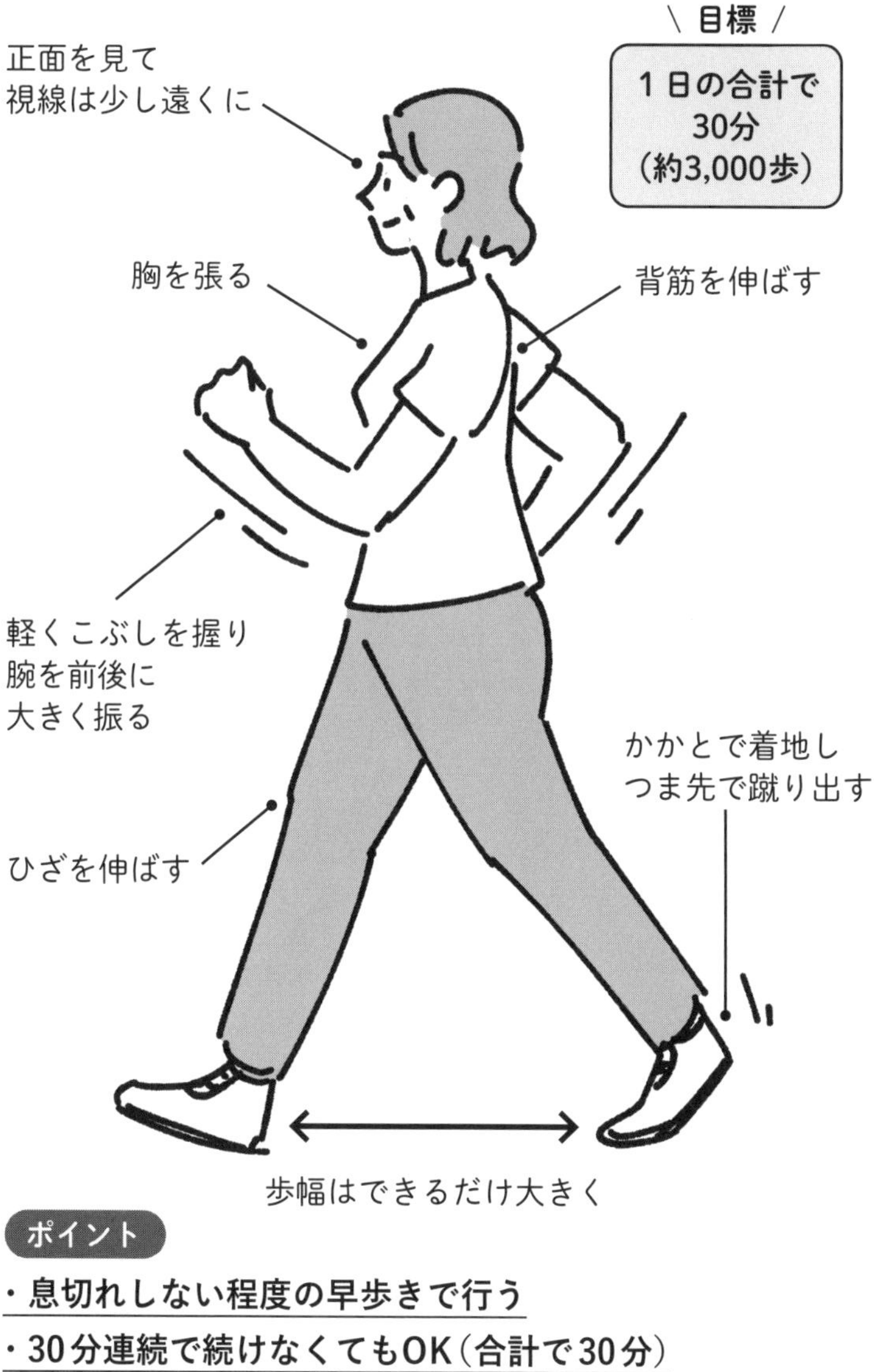
\ 目標 /
1日の合計で
30分
（約3,000歩）
正面を見て
視線は少し遠くに
胸を張る
背筋を伸ばす
軽くこぶしを握り
腕を前後に
大きく振る
かかとで着地し
つま先で蹴り出す
ひざを伸ばす
歩幅はできるだけ大きく

ポイント

- **息切れしない程度の早歩きで行う**
- **30分連続で続けなくてもOK（合計で30分）**

こんな歩き方になっていませんか？

ダラダラ歩きでは時間の無駄！

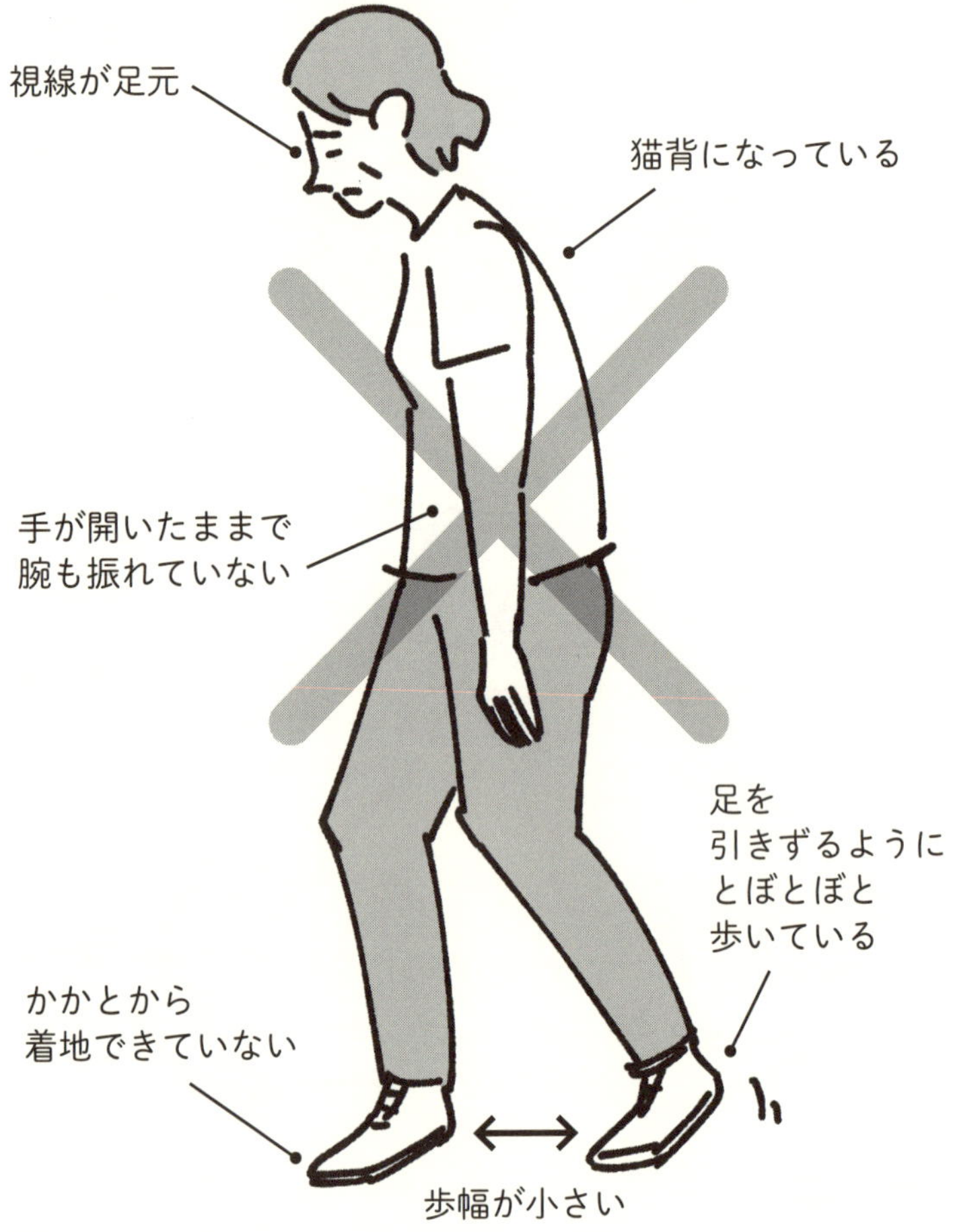

有酸素運動のコツは〝頑張りすぎない〟こと

腎臓リハビリとして有酸素運動を行うときは〝適切な強度〟が求められます。

「いきいきウォーキング」も運動の強度が強くなりすぎると、有酸素運動よりも無酸素運動の比率が高くなるため、運動療法としての効果を得にくくなります。

運動負荷は本人の感覚によるので一概にはいいきれませんが、「きつい」「しんどい」と苦痛に感じるのであれば、それは明らかにオーバーワークなのでやめましょう。

ちなみに、医学的な指標として、「ボルグスケール」と呼ばれる運動中における自分の感覚（おもに疲労度）を主観的に評価する方法があります。

腎臓リハビリの強度としては、ボルグスケールの13（ややきつい）～11（楽である）の範囲で行うことが理想的です。

「主観ではなく、具体的な数値で知りたい！」という方は、**運動中の心拍数が推定最大心拍数（220から年齢を引いた数値）の60％くらいになるように心がけるといいでしょう。**

例えば、65歳の方であれば、（220－65）×0・6＝約93拍／分が目安です。

脈拍数と心拍数は不整脈がない限りは同じなので、脈拍を知ることで心拍の数値もチェックすることができます。

心拍数の詳しい測り方は次のとおりです。

主観的運動強度

20	
19	非常にきつい
18	
17	かなりきつい
16	
15	きつい
14	
13	ややきつい
12	
11	楽である
10	
9	かなり楽である
8	
7	非常に楽である
6	

腎臓リハビリに適した強度（13～11）

①同じ強さの運動を3分以上した直後（10秒以内）に15秒間の脈拍を測定

②①の数値を4倍にし、そこに10を足す

最近は運動中に自動で心拍数を測定してくれる腕時計も普及してきました。毎日の心拍数を記録するうえでも役に立ちますし、安いものであれば5千円くらいから購入できるので、そういった便利グッズを活用してみてもいいでしょう。

いずれにせよ腎臓リハビリにおける有酸素運動の目的は、あくまでも硬くなってしまった血管をしなやかに若返らせることです。**運動に慣れてきたからといって、坂道や階段をコースに取り入れる必要はありません。**

過ぎたるはなお及ばざるがごとし――息切れするほどに負荷をかける運動は逆効果で、かえって腎臓の血流を低下させてしまうと肝に銘じましょう。

腎臓リハビリメソッド②

はつらつ筋肉ケアでADLやQOLが自然と高まる！

腎臓リハビリで大前提となるのは有酸素運動です。

しかし、誰もが年を重ねるにつれて筋力や体力が衰え、それによって健康被害を招くケースは少なくありません。

いまや安静第一は過去の話になりました。 そればかりか、病気だからと体を休めすぎてしまうと、筋力や筋肉量の低下によって病気の回復を妨げるとされているほどです。

数年前、数十年前と比較した場合、医療技術が格段に進化していますよね。

それと同様に、医療の知識も研究成果をもとに日々アップデートされています。

例えば、昭和の時代には「運動中は水を飲んではいけない」が常識とされていましたが、世界各国で研究が進み、今では熱中症や心筋梗塞、脳梗塞の予防の観点からも、こまめな水分補給が推奨されていることはみなさんもご存じでしょう。

詳しくは第2章でお話ししますが、腎臓病も安静から運動推奨に定説が変わる――そんな大きなターニングポイントが2000年にありました。

とくに腎臓病を患っている患者さんは、ほかの内臓疾患の患者さんと比べて筋力が落ちやすいというデータがあるので、「いきいきウォーキング」をはじめとした有酸素運動だけでなく、このあと紹介する「ゆる大股落とし（フロントランジ）」や「ゆるスクワット」を中心とした〝はつらつ筋肉ケア〟にも積極的に取り組んでいただきたいです。

みなさんは何気なく立ったり、座ったりする際に「どっこいしょ」が口癖になっていたり、そういった些細な日常生活動作（ADL）自体が「なんかシンドイな……」と感じたりすることはありませんか。

じつは人間は全身の筋肉のうち60〜70％を下半身で占めています。

そのなかでもハムストリングスや大腿四頭筋といった太ももにある大きい筋肉は、日常生活を不自由なく過ごすために不可欠です。

つまり、太ももを中心とした下肢の筋肉や骨を鍛えると効果は抜群ということです。必然的にADLの改善にもつながっていくので、日常生活が豊かになるこ

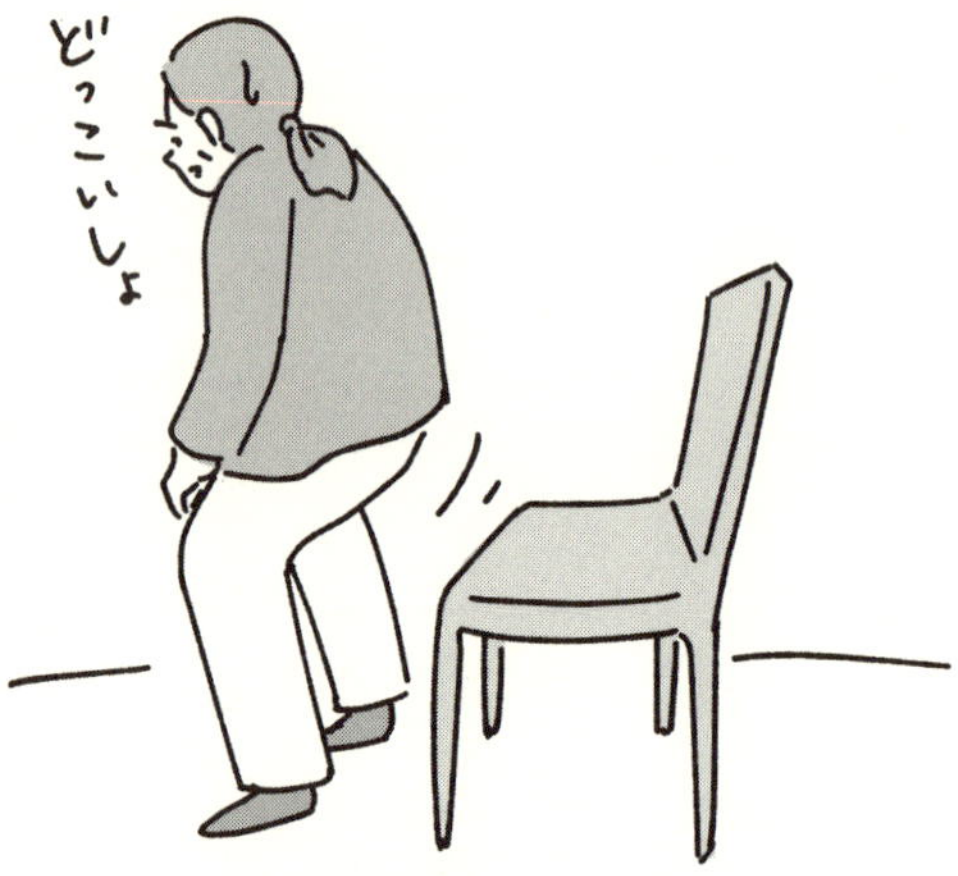

その口癖は健康被害を招くサインかも!?

とは明白でしょう。

本書で紹介するはつらつ筋肉ケアも、太ももの前にある大腿四頭筋群や太ももの後ろにあるハムストリングス、お尻にある大殿筋、ふくらはぎにある下腿三頭筋を重点的に鍛えられる「ゆる大股落とし（フロントランジ）」と「ゆるスクワット」が筋力トレーニングの2本柱となっています。

これに大殿筋や脊柱起立筋などとともに姿勢や体幹を強化する「寝たまま尻上げ」、おもに大胸筋や上腕三頭筋を鍛える「ゆっくり壁押し」を加えた4つを、腎臓リハビリのメソッドとして推奨しています。


「いきいきウォーキングだけでは腎臓リハビリとして不十分なの？」

そのような疑問を持つ方もいるかもしれません。

残念ながらそのとおりです。

有酸素運動は心肺機能の強化や体力維持には極めて優秀な効果をもたらします

が、こと筋力低下の予防においてはその限りではないからです。

一方、**はつらつ筋肉ケアは、サルコペニア（全身の筋肉や身体機能が低下した状態）やフレイル（心身の活力低下）といった高齢者に多く見られる症状の予防にも有効で、有酸素運動と併用することでより健康寿命を延ばすことができます。**


加齢にともなう筋力低下の進行は深刻な問題であり、生活の質（ＱＯＬ）も著しく低下させるため、日常生活に支障が出ることも懸念されます。

また、ＱＯＬに直結する筋肉ほど加齢の影響で衰えやすいことがわかっており、立つ、座る、歩くといった日常の身体活動に必要な筋肉量は、80歳代となると30歳代の平均値の半分にまで落ちるといわれています。

もとより筋力トレーニングは年齢を問わずに自己効力感を高めるので、日々の小さな目標達成を積み重ねることで自信が得られ、前向きな気持ちやポジティブな思考が生まれやすくなります。

はつらつ筋肉ケアで若々しく筋力を維持することができれば、肉体的にはもちろんのこと、心理的にも日々を元気に過ごすことができるようになるでしょう。

たかが筋肉と侮《あなど》ってはいけません。

それほどまでに筋肉の与える影響は無視できないものなのです。


腎臓リハビリメソッド推奨のはつらつ筋肉ケア4種！

- ゆる大股落とし ⇓ 太もも・尻・腰・ふくらはぎ
- ゆるスクワット ⇓ 太もも・尻・ふくらはぎ
- 寝たまま尻上げ ⇓ 尻・太もも・背中・腹
- ゆっくり壁押し ⇓ 胸・肩・腕

太もも・尻・腰・ふくらはぎに効く！

ゆる大股落としのやり方

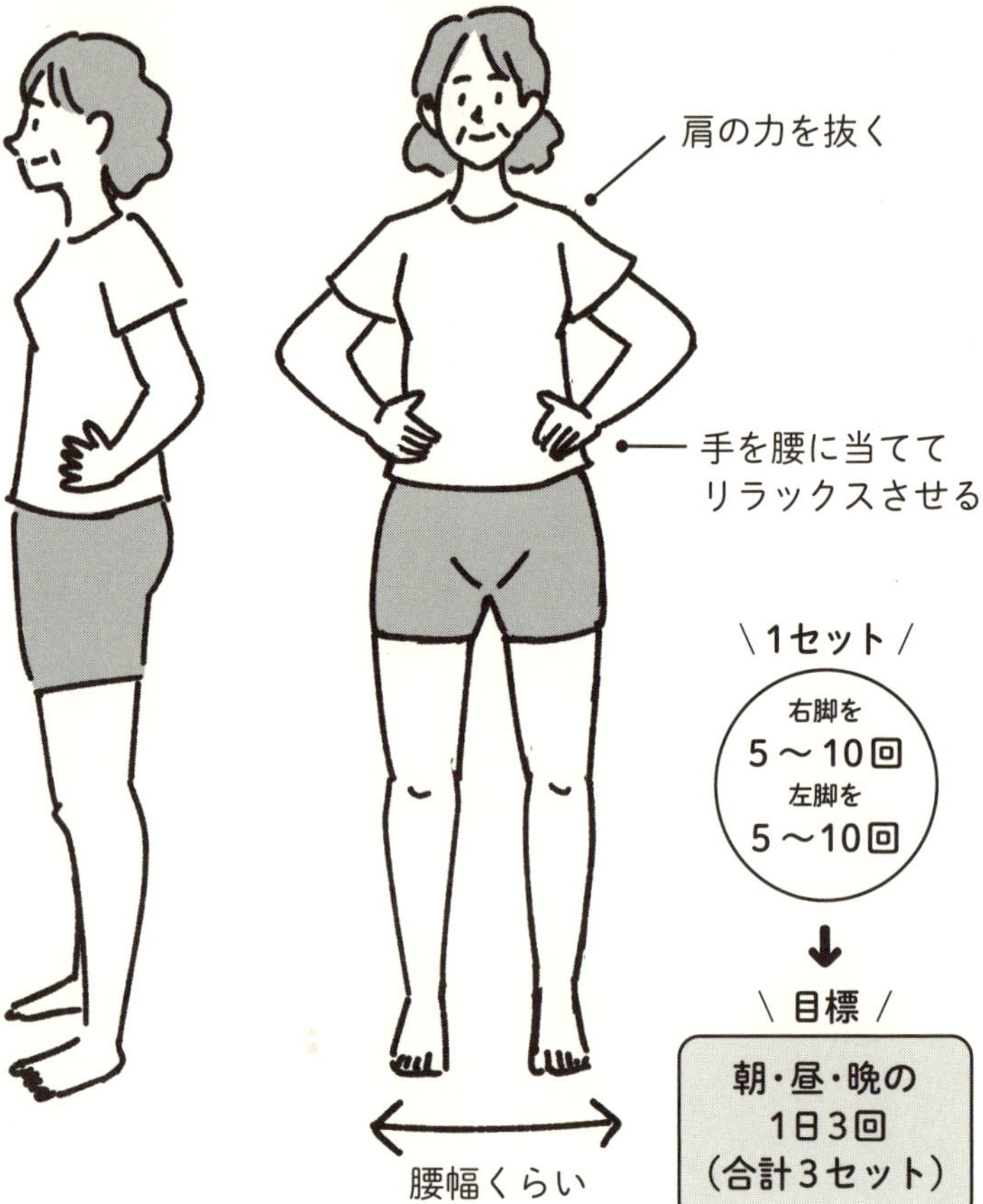

両足を腰幅に開いて立ち
肩の力を抜いてリラックスする

アドバイス

ふらつくときは壁を頼ったり
踏み出す脚幅を狭くしたりしてみましょう

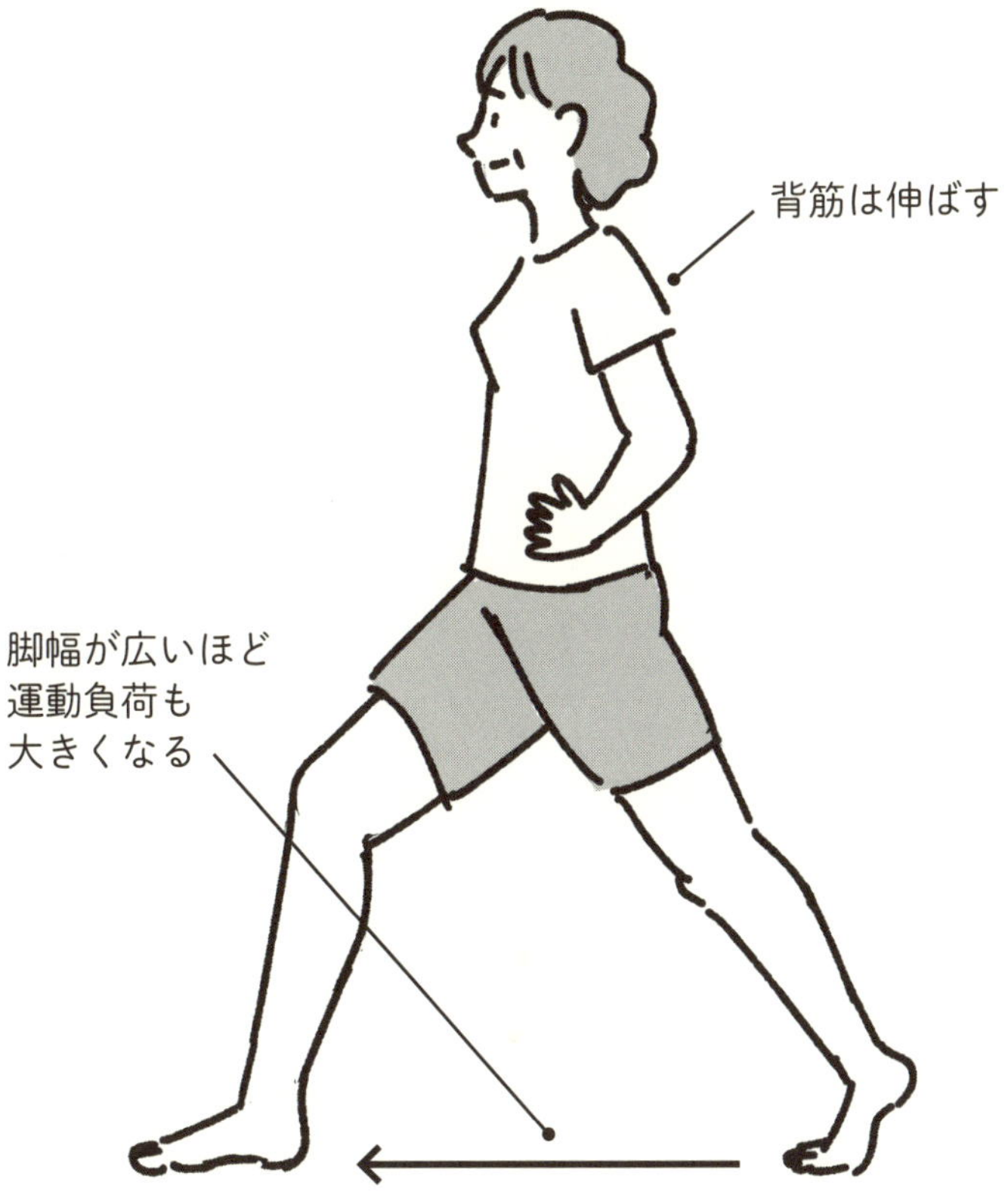
背筋は伸ばす
脚幅が広いほど
運動負荷も
大きくなる

片脚を一歩前に踏み出す

アドバイス

片脚を一歩前に踏み出したら一度止まること
（いっきに腰を落とさず2段階で行う）

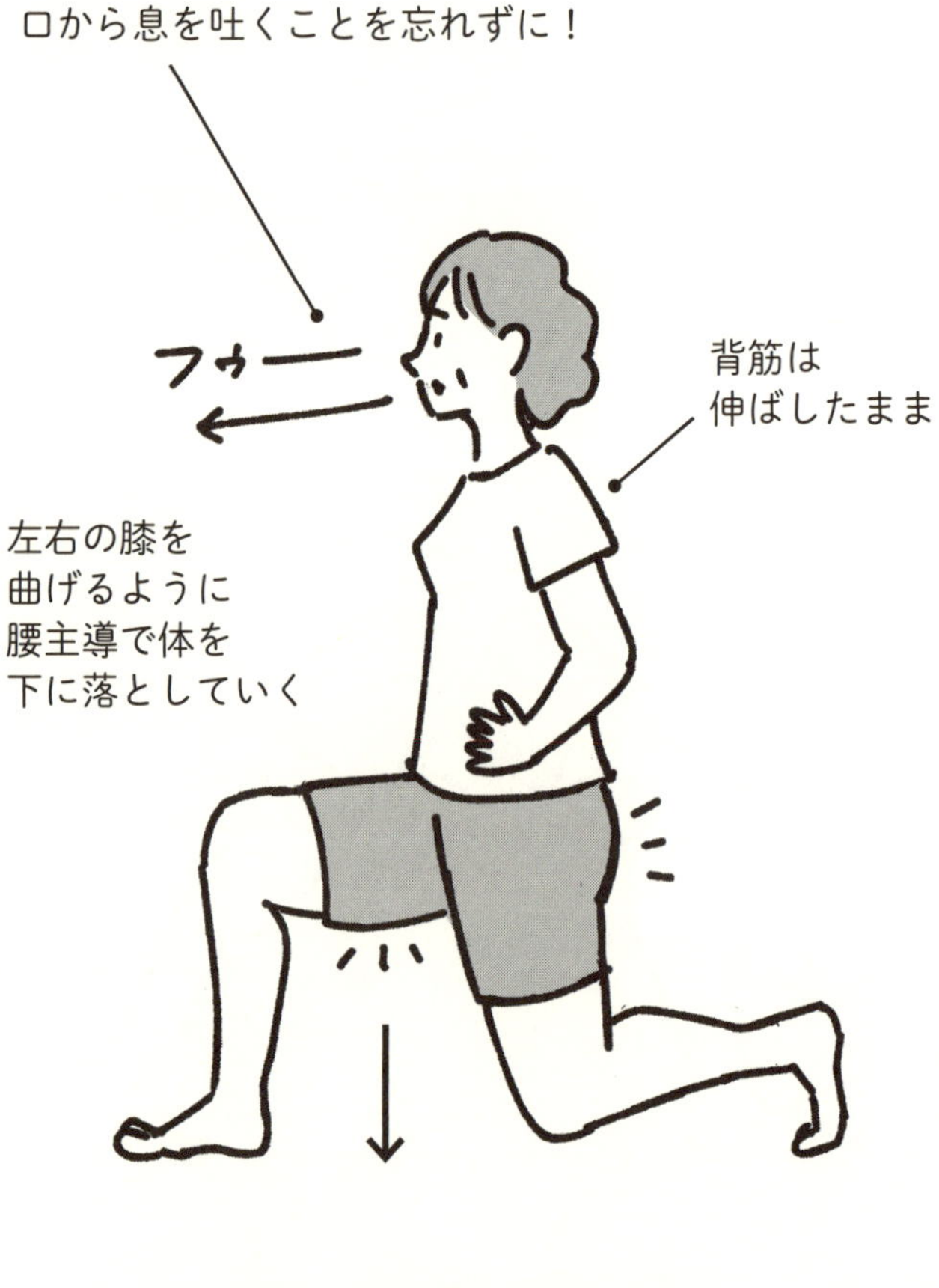

口から息を吐きながら
背筋は伸ばしたまま腰を落としていく

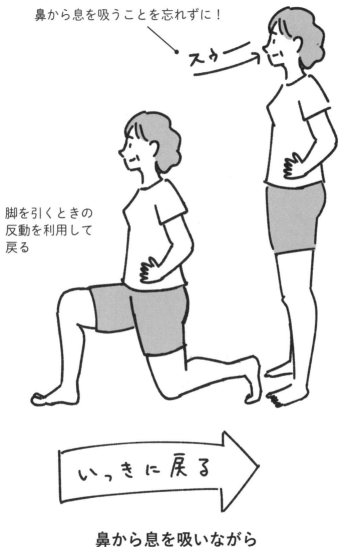

鼻から息を吸いながら
最初の姿勢にいっきに戻る

太もも・尻・ふくらはぎに効く!

ゆるスクワットのやり方

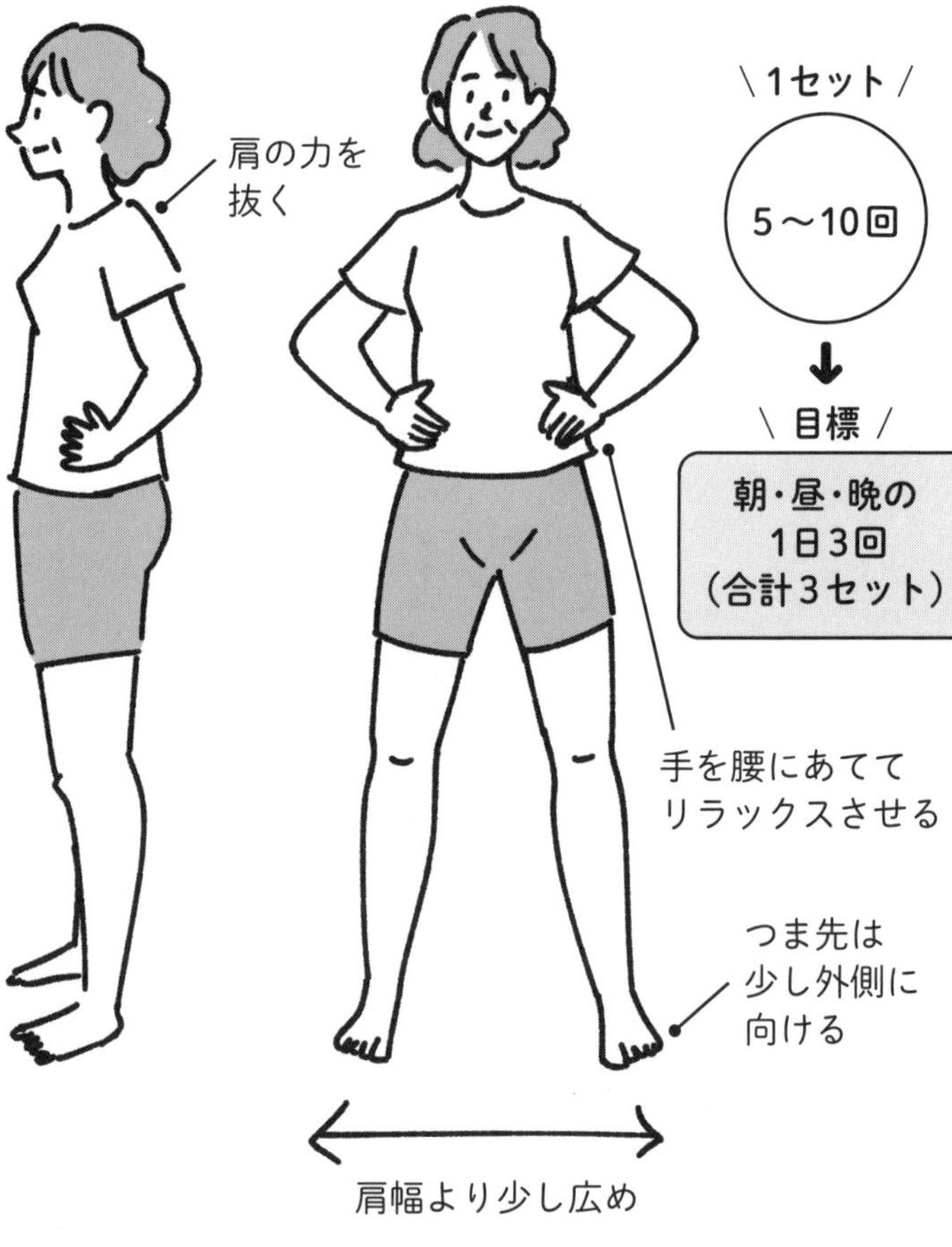

\ 1セット /

5～10回

↓

\ 目標 /

朝・昼・晩の
1日3回
（合計3セット）

**腰に両手をあててリラックスさせ
肩幅より少し広めに両足を開いて立つ**

アドバイス

ふらつきやすい人は椅子の背もたれや
手すりにつかまって行うといいでしょう

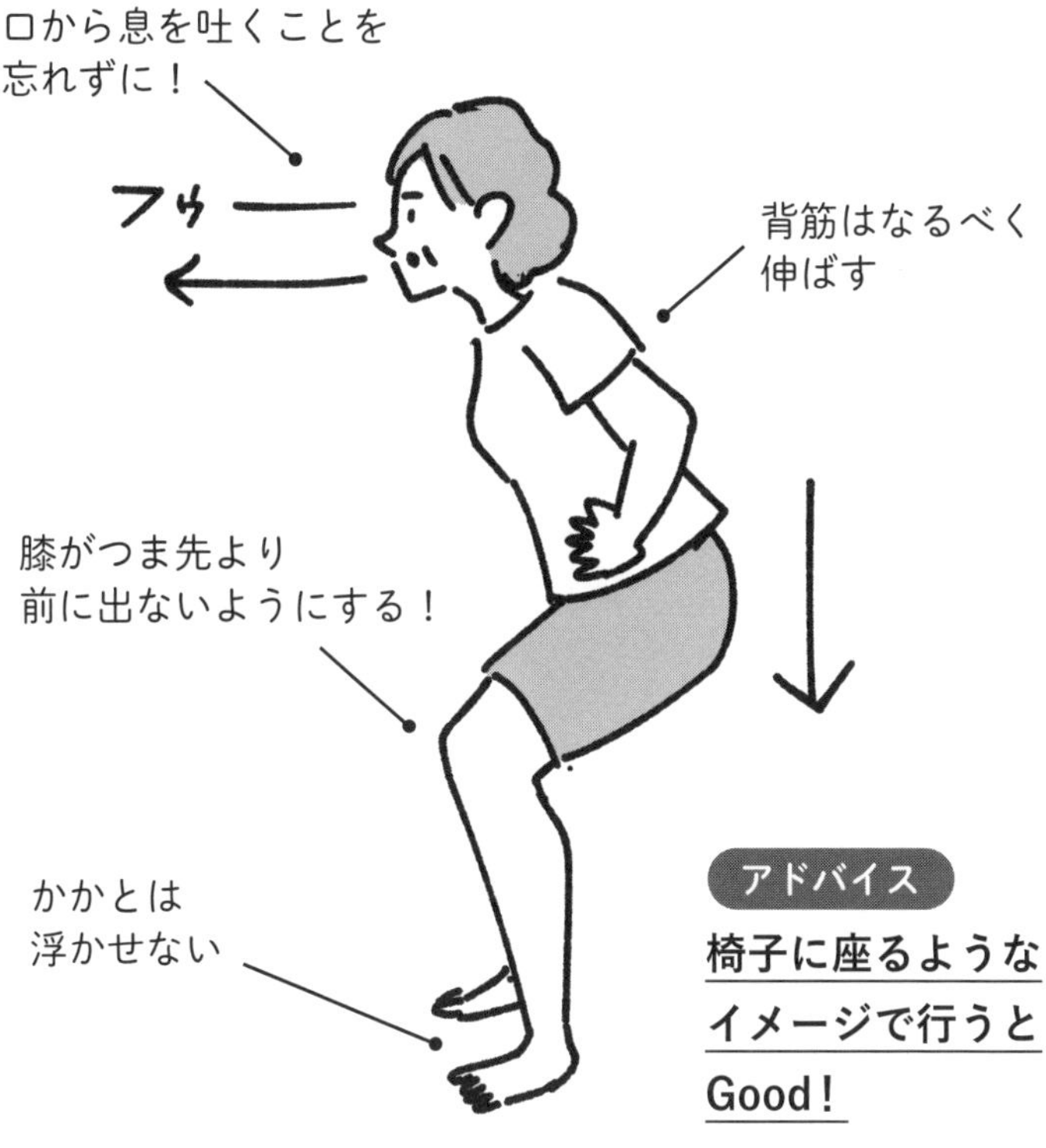

アドバイス

椅子に座るような
イメージで行うと
Good！

口から息を吐きながら
ゆっくり膝を曲げて腰を落としていく

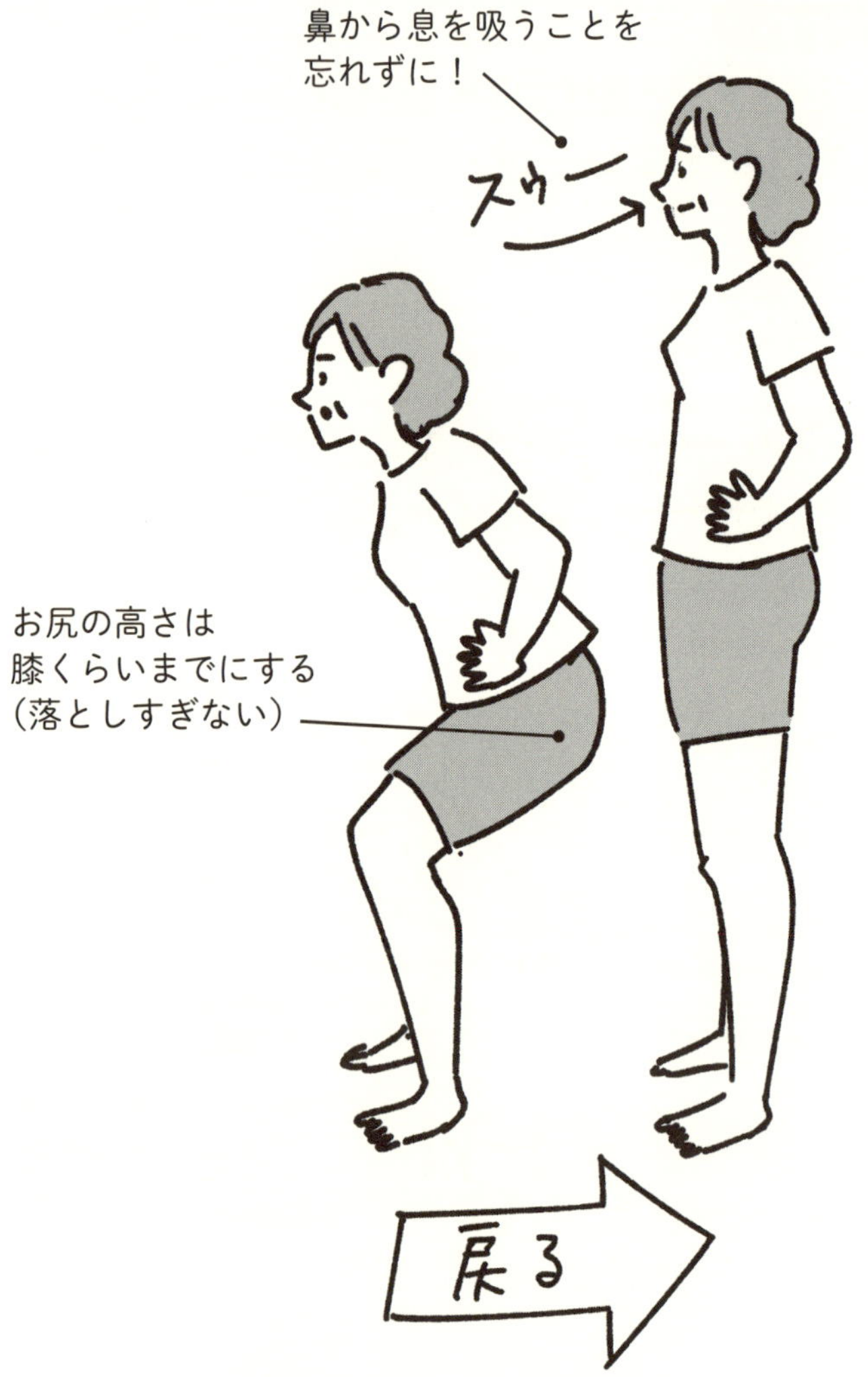

鼻から息を吸いながら
ゆっくり膝を伸ばして最初の姿勢に戻る

尻・太もも・背中・腹に効く!

寝たまま尻上げのやり方

＼1セット／

5～10回

↓

＼目標／

朝・昼・晩の
1日3回
（合計3セット）

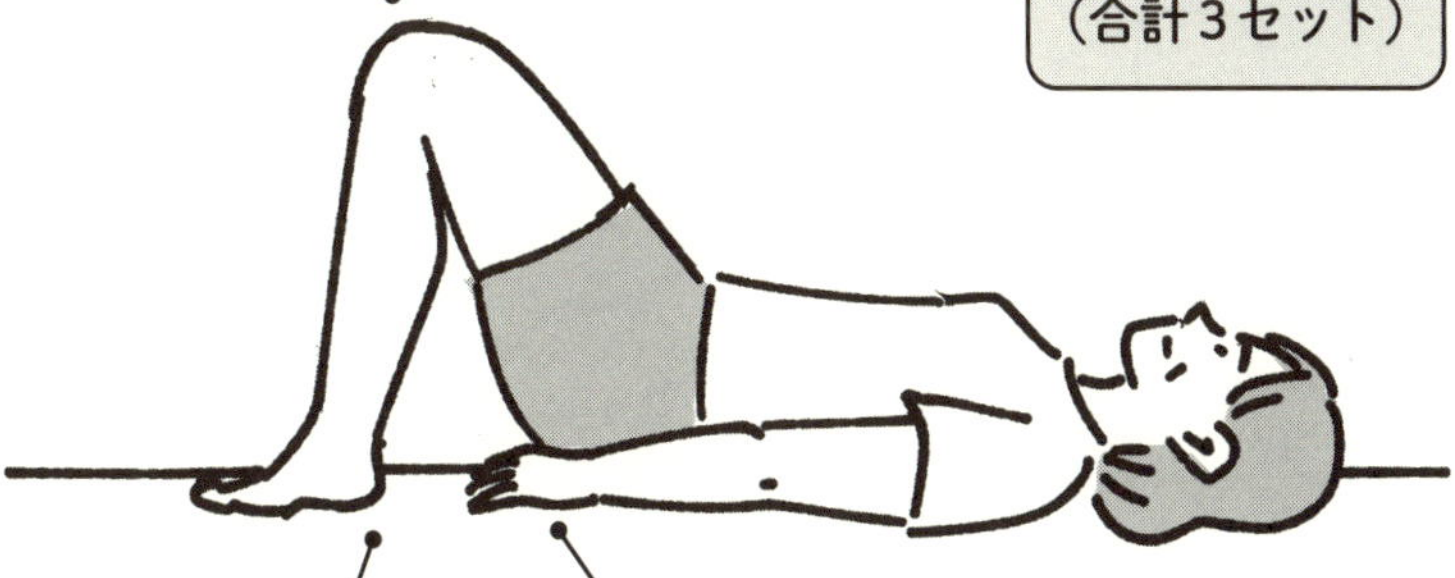

脚幅は軽く開き
膝の角度は90度より狭くする

かかとは
膝の真下あたり

両腕は「ハの字」に構え
手のひらを床につける

**仰向けの状態で両膝を立て
両手は自然に体の横に構える**

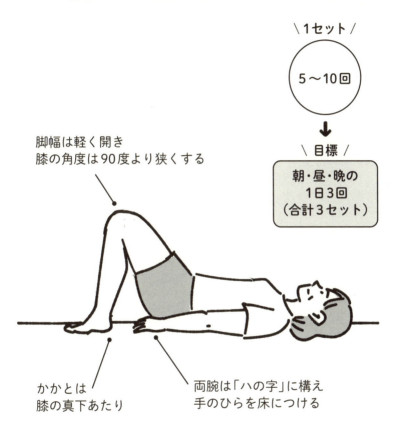

アドバイス

頭などに負担がかかる場合は
下にタオルを重ねて敷くといいでしょう

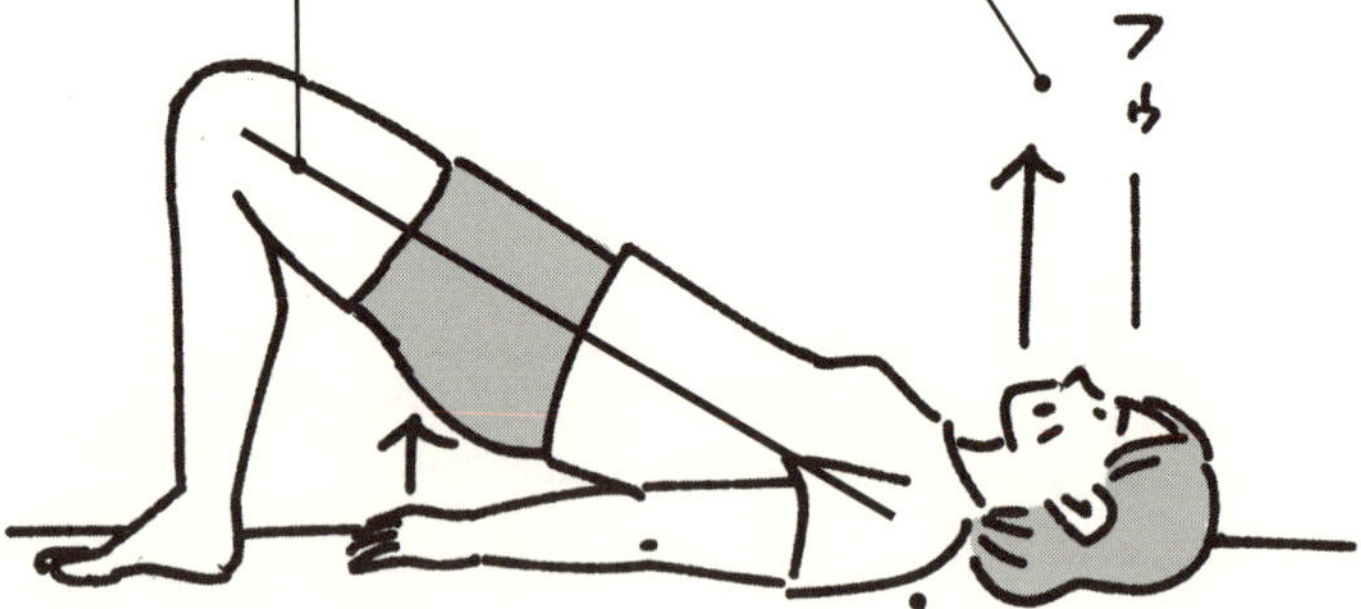

口から息を吐くことを忘れずに！
肩・腰・膝がなるべく
一直線になるようにする
フゥー
肩甲骨を
床から離さない

お尻を上まで持ち上げたら
そのままの状態で
5〜10秒キープ

口から息を吐きながら
ゆっくりお尻を上げていく

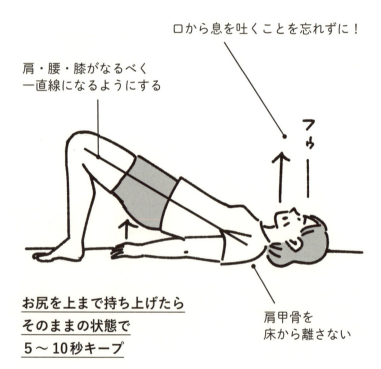

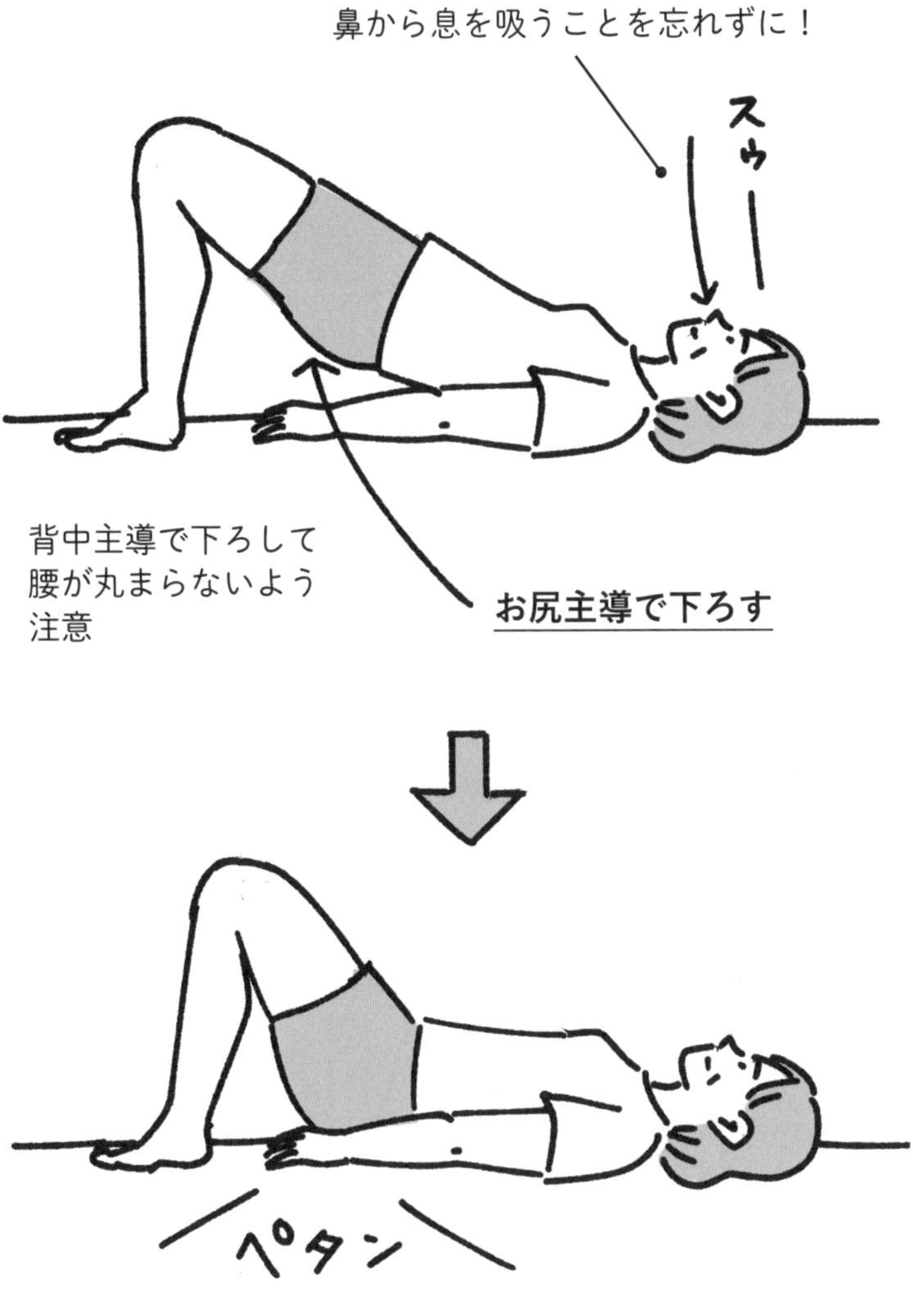

鼻から息を吸いながら
お尻主導で最初の姿勢に戻る

胸・肩・腕に効く!

ゆっくり壁押しのやり方

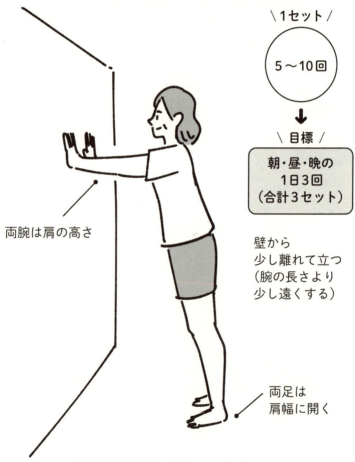

\ 1セット /

5〜10回

↓

\ 目標 /

朝・昼・晩の
1日3回
(合計3セット)

両腕は肩の高さ
壁から
少し離れて立つ
(腕の長さより
少し遠くする)
両足は
肩幅に開く

**両手を肩幅に開いて立ち
壁に寄りかかるように手のひらをつく**

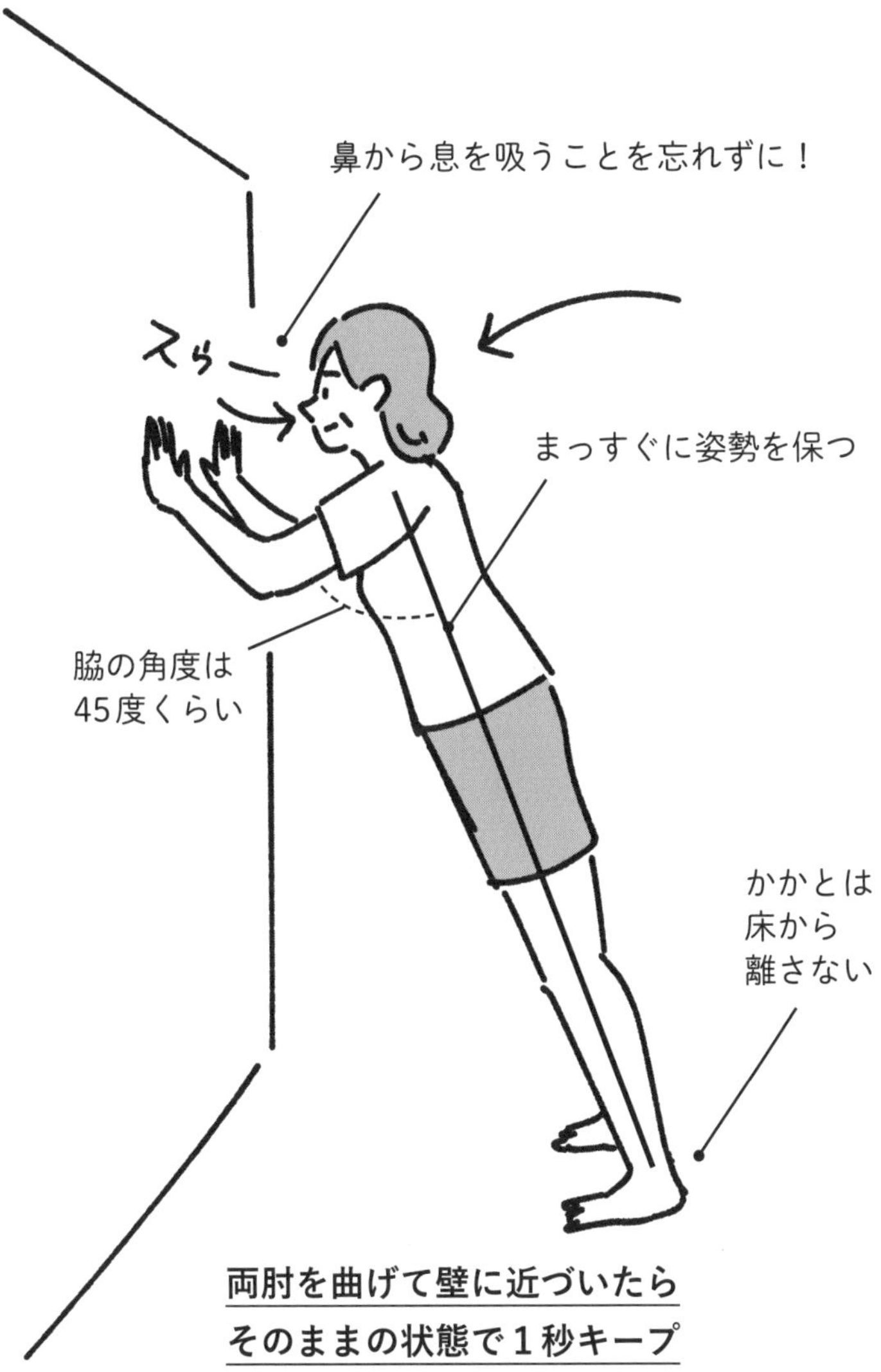

両肘を曲げて壁に近づいたら
そのままの状態で１秒キープ

鼻から息を吸いながら
上体をゆっくり壁に近づけていく

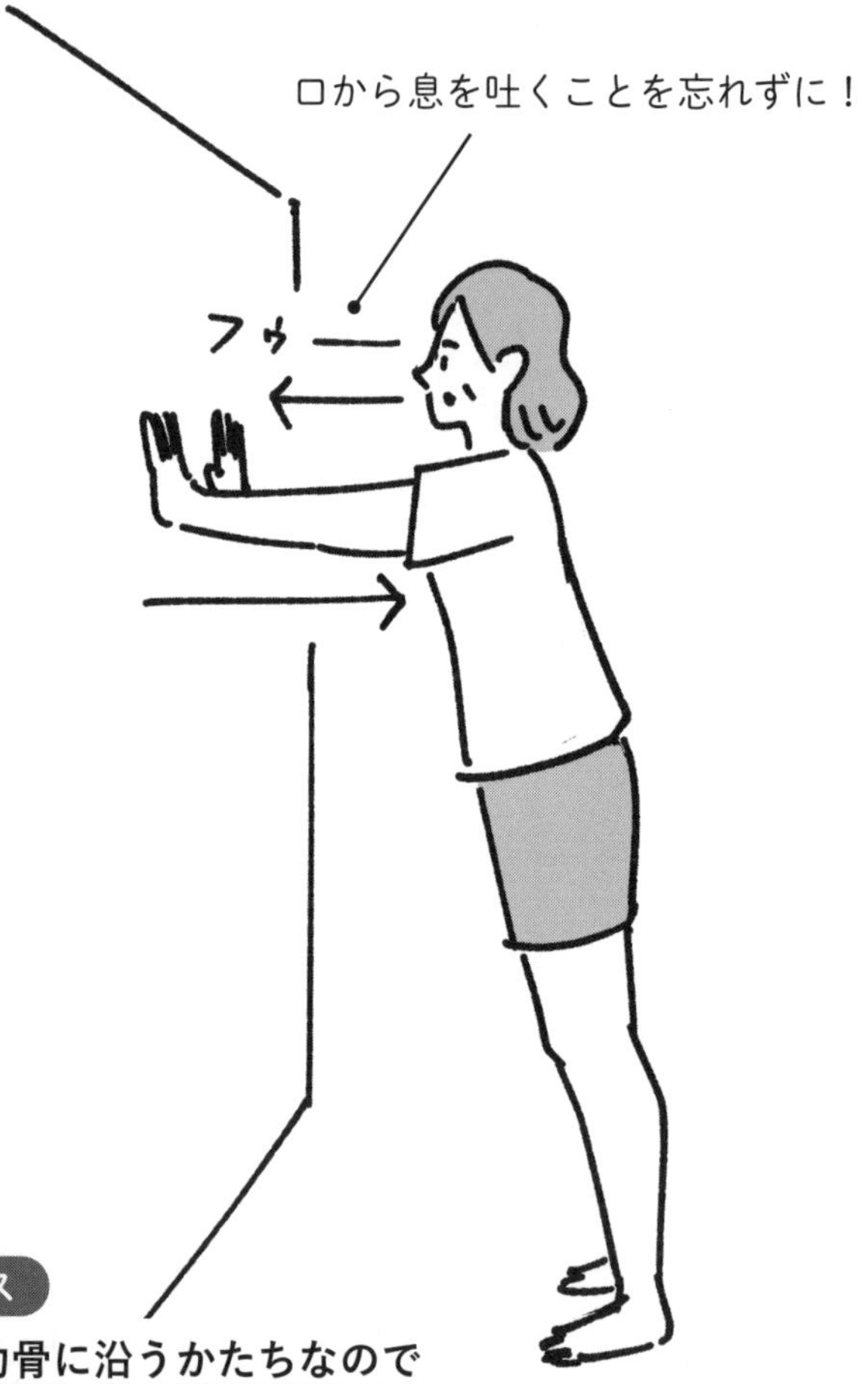

アドバイス

大胸筋は肋骨に沿うかたちなので
胸を広げたり肩甲骨を寄せたりする
動きをイメージすると効果的です

口から息を吐きながら
ゆっくり腕を伸ばして最初の姿勢に戻る

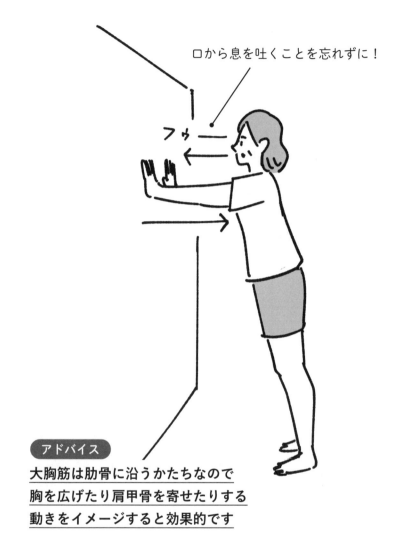

筋肉を理解すれば大幅に効率アップ

腎臓リハビリメソッドとして、いきいきウォーキングやはつらつ筋肉ケアを毎日の日課とするスケジュールを考えてみましょう。

はじめに基礎知識として覚えておいていただきたいのは、筋力トレーニングというものが筋線維を一時的に壊す働きであるということです。

みなさんも普段使わない筋肉を使ったり、慣れない動作をしたりすると、次の日、あるいは数日たって筋肉痛になった経験があることでしょう。この痛みこそが壊れた筋線維を修復している過程なのです。

筋肉は破壊と修復をくり返すことで、強く、大きく成長していくものです。

また、人間の筋肉にはそれぞれ大きさに違いがあり、大きい筋肉ほど筋線維の再生にも時間を要します。

これも、大事なポイントとして覚えておいてください。

じつは毎日がむしゃらにトレーニングをしても期待ほどの効果は得られず、むしろ筋肉の仕組みを考えると非効率となる可能性が否めないのです。

例えば、腎臓リハビリでポイントとなる大腿四頭筋やハムストリングス、大殿筋といった下肢の筋肉は、人間の筋肉のなかでもトップ3にあたる大きい筋肉です。

そして、それら下肢の筋肉の大半は超回復と称される再生に24〜72時間もかかるので、同じ部位のトレーニングは2〜3日程度の間隔をあけるのがベストです。

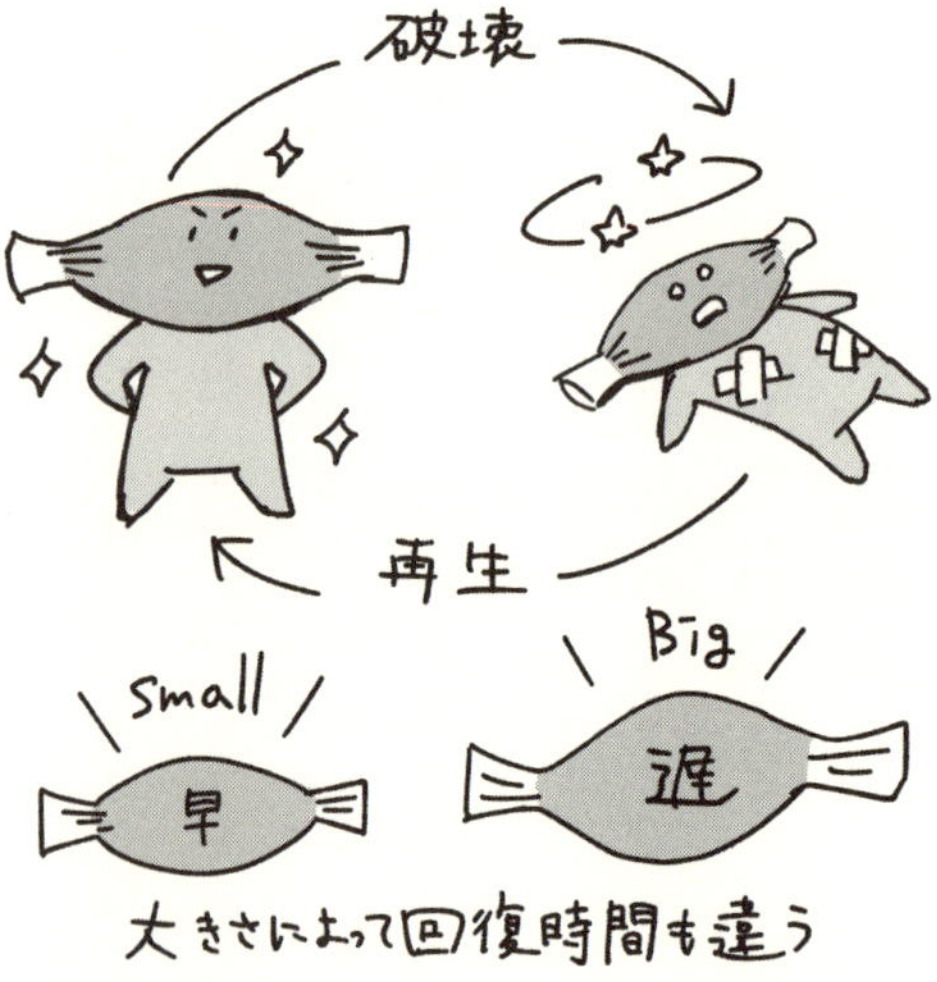

破壊と再生のループで筋肉は
「強く！」「大きく！」育っていく

はつらつ筋肉ケアも同じメニューを毎日やる必要はなく、最初は「ゆる大股落とし（フロントランジ）」と「ゆるスクワット」の2つを中心に、下肢の超回復を意識してメニューを組み立てるといいでしょう。

一方で、有酸素運動である「いきいきウォーキング」は、どのはつらつ筋肉ケアと組み合わせても大丈夫です。

公衆衛生学の観点からは、毎日30分あるいは1週間の合計で150～180分以上の有酸素運動を中強度で行うことができれば、推奨ラインに達します。

最後になりますが、いちばん大切なのは自分を追い込んで頑張りすぎないことです。

いいことずくめの腎臓リハビリも続けられなければ意味がありません。

まずは仕事や生活リズム、運動習慣に合わせてスケジュールを組み、長く続けることを第一に考えて、無理のない範囲で運動プランを練ってみてください。

継続は力なり！

腎臓リハビリメソッドの１週間プラン

これだけはやろう！		曜日	本気でやるなら！	
いきいきウォーキング	ゆる大股落とし	月	いきいきウォーキング	ゆる大股落とし
いきいきウォーキング		火	いきいきウォーキング	
		水		寝たまま尻上げ
いきいきウォーキング	ゆるスクワット	木	いきいきウォーキング	ゆるスクワット
		金	いきいきウォーキング	ゆっくり壁押し
いきいきウォーキング		土	いきいきウォーキング	
		日		

平均すると１日10～20分程度でできる！

透析患者さんにこそ最大限の効果を発揮する

腎臓リハビリの一環として行われる有酸素運動や筋力トレーニングは、人工透析による血液の浄化治療を受けている患者さんにも推奨できる運動療法です。

くり返しになりますが、**誰しもが加齢とともに筋力や体力は衰えていき、とくに腎臓が悪い人は心臓や肺といったほかの内臓疾患を発症している人よりも筋肉が落ちやすいため、しっかりと運動する習慣をつけていかなければなりません。**

そのなかでも透析患者さんは、筋力や体力がより低下しやすい状態にあり、体力の指標となる最高酸素摂取量を見ても、同年代の健常者と比べ60％にまで落ち込んでいたというデータが報告されているほどです。

これには人工透析を受けるための通院で、大幅に時間を取られること、1回4~5時間の透析中は寝たままになること、透析液に栄養分が流れ出てしまうことが一因に挙げられます。

そもそも運動時間を確保すること自体が難しく、透析療法にともなう疲労によって改めて運動する機会を設ける活力が失われてしまうケースも目立ちます。

また、透析療法を続けていると、1日のうちにベッドで寝て過ごす時間が増えてしまうため、サルコペニア(全身の筋肉や身体機能が低下した状態)やフレイル(心身の活力低下)を発症して歩けなくなってしまう人も珍しくありません。

そればかりか筋力や体力が衰え続けると、認知機能や意欲の低下、抑うつ状態を招くことになり、精神症状や身体症状にもさまざまな悪影響をもたらしてしまいます。

少し脅すような話を続けてしまいましたが、ご安心ください。

腎臓リハビリは、腎臓病や透析療法による精神的あるいは身体的な影響を、包括的に軽減させることを目的としています。

では、具体的にどんなメリットがあると思いますか？

次の5つを○×で考えてみてください。

- 健康のバロメーターである最大酸素摂取量が増える（○・×）
- 心臓のポンプ機能が向上し、血液を全身に循環させやすくなる（○・×）
- うつ病や抑うつ状態が治り、毎日の生活がいきいきとしたものになる（○・×）
- 腎臓病患者の死因1位である心不全の併発を防ぐことができる（○・×）
- 病院での入院日数を減らすことができる（○・×）

どうでしょうか？

じつは、この○×クイズの答えはすべて「○」となります。勘のいい方ならば途中でわかってしまったかもしれませんね。

実際に腎臓リハビリのメソッドを取り入れると腎機能が改善するばかりか、筋力や体力が向上して日常生活を楽に過ごせるようになったり、心身ともに活力がみなぎって前向きな気持ちで治療に向き合えるようになったりします。

透析患者さんからも「同じように頑張っている人の姿を見て自分にもやる気がわいた」「こんなに元気に長生きできると思わなかった」など、人生観自体が良い方向に変わったという話をよく聞きます。

ほかにも透析療法を受けている前半に30～60分の腎臓リハビリメソッド（ペダルこぎなど）を取り入れると、透析中の急激な血圧低下が起こりにくくなるメリットがあり、血圧コントロールがしやすくなることで降圧剤の量を減らせるようになります。

透析患者さんにも、喜びや希望はたくさんあるのです。

もしも否定的な医師がいた場合は……

透析患者さんの運動が禁忌とされていたのは過去の話です。

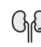

私たち腎臓リハビリ関係者の努力が実り、世界で初めて、国からの診療報酬として、人工透析に対する運動療法に保険が適用されるまでになりました。

誤解を恐れずにいえば、腎臓リハビリの最大の目的は健康寿命を延ばすことです。腎機能の改善を第一義としていません。

そもそも腎臓病に罹患すると、脳卒中を含めた心臓病を併発して命を落とす人が多いことが、解決しなければならないテーマとしてつねに存在します。

そのため現状の腎臓リハビリのメソッドは、たくさんの論文ベースのエビデンスがあり、世界基準の医療技術評価でも最高ランクの信頼度がある心臓リハビリのメソッドに基づいて考案されています。

しかし残念なことに、いまだに安静第一という過去の定説をアップデートできていない医師がいることも事実としてあり、私自身もこうして本にすることで直接的に患者さんの医療リテラシーの向上に努めている次第です。

もし、みなさんも「運動なんてダメですよ」と頭ごなしに注意を促す医師に当たってしまった場合は、この本を見せて運動の是非を改めて聞いてみたり、セカンドオピニオンを受けてみたりすることを推奨します。

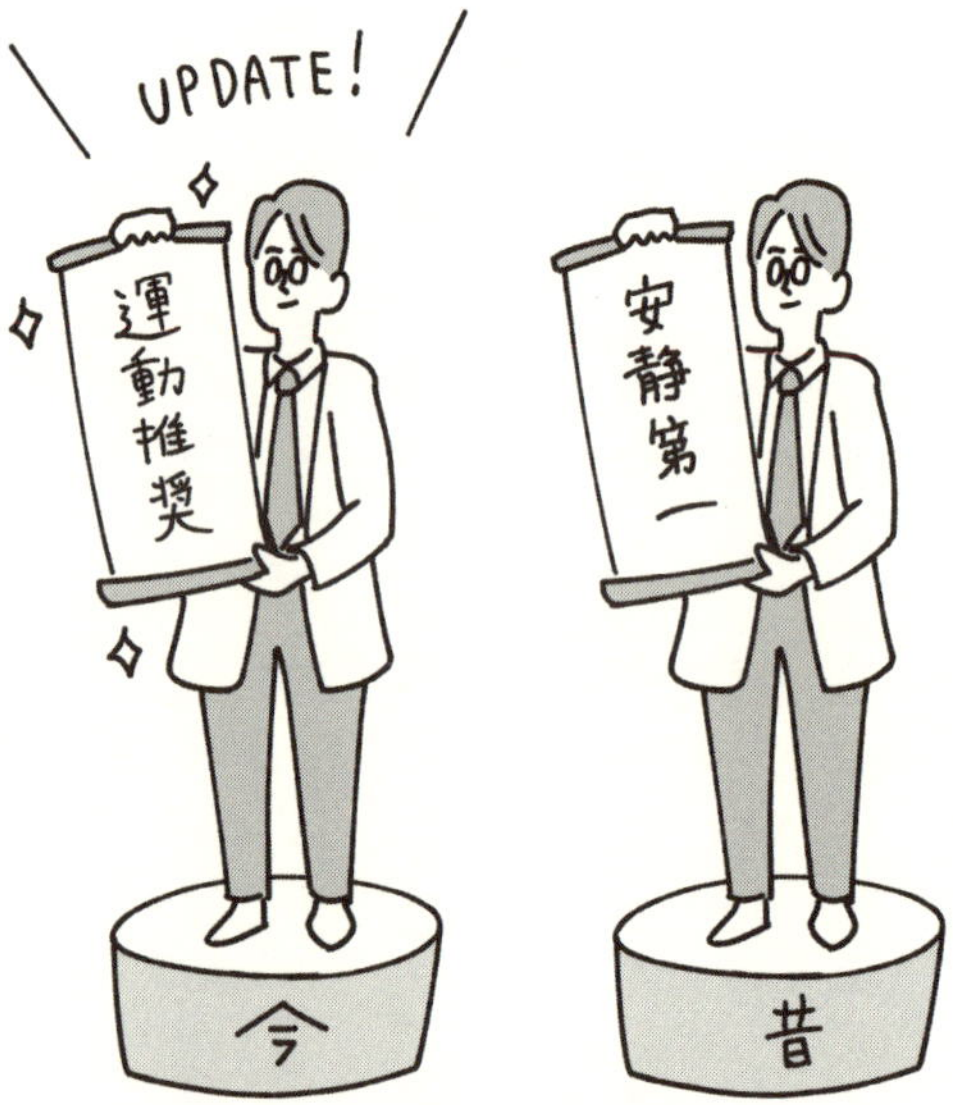

運動推奨が腎臓病治療の新常識

面と向かって医師に意見をぶつけるのは気後れするかもしれませんが、誰のためでもありません。

なによりも大切なのは、あなた自身の健康を守ることなのですから。

それでも行動に移せないときは、日本腎臓リハビリテーション学会のホームページを見て、施設会員項から腎臓リハビリを実施している加盟病院を訪ねてみましょう。

おさらい

- 腎臓リハビリメソッドのポイントは「有酸素運動」と「筋力トレーニング」
- 最初から腎臓リハビリメソッドを完璧にこなそうと頑張りすぎない
- 少しでも体に異変を感じたらすぐに運動を中止して医師に相談する
- 透析後半や透析終了直後の運動療法は禁止
- いきいきウォーキングは息切れしない程度の早歩きで行う
- いきいきウォーキングは毎日30分あるいは1週間で合計150〜180分以上が目標
- ボルグスケールで運動療法の適切な強度を知る
- 腎臓病はほかの内臓疾患と比べて筋力が落ちやすい
- 筋力や筋肉量の低下は病気の回復を妨げる

・太ももの筋肉量にＡＤＬやＱＯＬが左右されるといっても過言ではない

・はつらつ筋肉ケアはサルコペニアやフレイルの予防にも有効

・筋力トレーニングを続けると前向きな気持ちやポジティブな思考が生まれやすい

・毎日がむしゃらに筋力トレーニングをする必要はない

・腎臓リハビリは精神的あるいは身体的な影響を包括的に軽減させる

・腎臓リハビリの最大の目的は健康寿命を延ばすこと

第2章

腎臓リハビリはいったい何がすごいのか

不安な毎日から一転、腎臓リハビリで楽しい毎日に

【71歳・女性】

私は今、週に5日ほどスーパーマーケットでレジ打ちをしています。もう70歳を過ぎているため職場では最高齢のおばあちゃんですが、従業員もお客さんも気さくに話しかけて慕ってくれるので、この仕事が本当に生きがいとなっています。

もともと働くことは大好きでしたし、この世代では珍しく、家庭をもってからも仕事を続けている人間でした。

ただ、つねづね健康診断では腎機能障害の指摘があり、そのうちたんぱく尿も出始めたため、不安を覚えて一度は仕事を辞めています。

「病気を治すためには安静にすることが大切」――当時の私はそう思い込んでいました。

しかし、これが大間違い！

ただただ体を休める日々から一転して、腎臓リハビリで積極的に運動に取り組んでみると、尿たんぱくの数値が嘘みたいにみるみる良くなっていったのです。

いつかは人工透析に踏み切ることも考えていましたが、今ではその必要がなくなるばかりか、おかげさまで世間話に花を咲かせながら楽しく接客業にいそしむことができています。

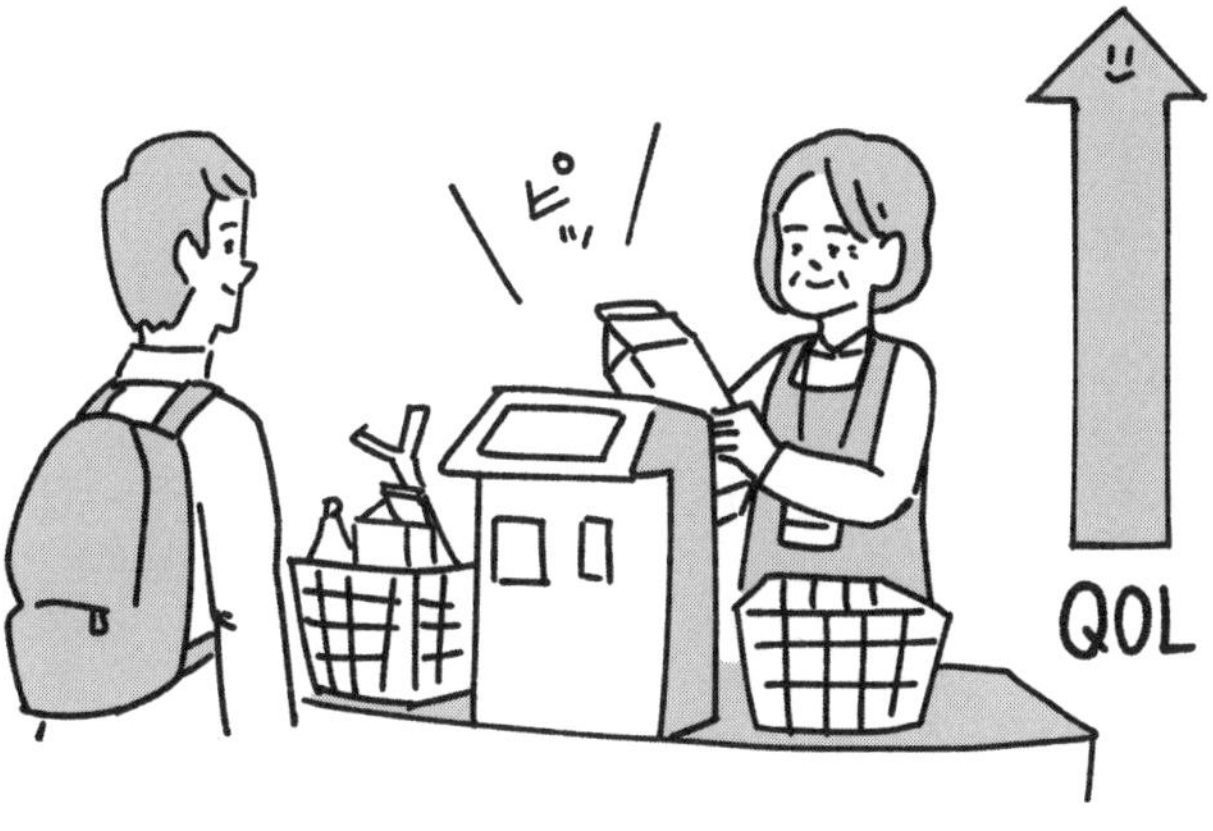

腎臓病の不安がなくなり楽しく仕事ができるようになった

【74歳・男性】

あまり大きな声で言えることではないけれど、医者から生活習慣の改善や糖尿病の治療を勧められても、仕事の忙しさにかまけてずっと忠告を無視してきた。そうしたら体のほうが先に限界を迎えちゃってね。仕事中にぶっ倒れて即入院。持病の糖尿病が引き金となって心筋梗塞を起こしちゃったんだよね。

病院の天井を眺めながら「死んでいてもおかしくなかったですよ」と先生に言われてさすがに改心したんだけど、命を引き留めてくれた神様もぜんぶは許してくれなかったみたいで、腎臓は人工透析をしなければならない段階にまで悪くなっていた。

その話を聞いたときはショックを受けたし、頭の中が真っ白になったけど、じつは「今では人工透析になって良かった」とも少しだけ思えている。

なぜかというと、透析中の腎臓リハビリ（ペダルこぎ）をきっかけに、家でもウォーキングや筋トレをするようになったら、血液検査の結果が良くなったんだよね。
血圧も血糖値も良好だし、なにより体の調子がいいんだ。
人工透析になったほうが健康的っておかしな話だろ？
もう15年以上は続けているけど、腎臓リハビリがなければどこかで心がくじけていたかもしれないね。

【65歳・男性】

マイブームといいますか、毎週水曜日に友人と映画を観に行くことが習慣になっています。よく行くところがカフェ併設のミニシアターなので、鑑賞後にはコーヒーを飲みながらストーリーや演出、役者さんの話であれやこれやと小一時間のおしゃべりをすることも楽しみのひとつですね。

今でこそ趣味をたしなめるほど元気な日常生活を送れていますが、数年前までは高血圧と脂質異常症の生活習慣病を患っており、腎機能も年々低下していく一方でした。

あまりスポーツが得意ではなく、運動不精な私でしたが、理学療法士さんの指導のもと、腎臓リハビリを始めたことが人生の転機になりました。

まず、腎機能が基準値にまで回復。そして、生活習慣病も改善されていったことで、なんと15kgの減量にも成功することができたのです。

ちなみに、一緒に腎臓リハビリに励んでいた仲間のうちの一人が今の映画友だちなので、素敵な出会いがあったことにも感謝しています。


【61歳・女性】


血尿が出て慢性腎炎と診断されたのが55歳のとき。

飽き性で、何事も三日坊主な性分なので、自分のため、健康のためと頭ではわかっていても、お医者さんから勧められた腎臓リハビリにも積極的になれませんでした。

そんな私も、今ではすっかり変わって、一生懸命、腎臓リハビリに取り組むようになりました。息子や娘が結婚して孫が生まれたからです。孫と遊ぶのって、ものすごく疲れるんですよ（笑）。体力不足を改めて実感しましたね。

自分でもびっくりしているのですが、「もっと孫と一緒に遊んであげたい」という思いが原動力となり、まったく続かなかった運動を続けられるようになりました。

ほかにも更年期特有の動悸や息切れ、ホットフラッシュが長らく出ていたのですが、こういった症状も腎臓リハビリを始めたことでピタリとなくなりました。今となっては「もっと早く始めていれば」と、少しばかり後悔しています。腎臓病は知らず知らずのうちに進行していくと聞きますが、私も孫が生まれていなければ悪化の一途をたどっていたでしょう。

孫かわいさに助けられました。

そもそも腎臓リハビリってなに？

第2章のはじめに紹介したのはいずれも腎臓に大なり小なりの病気をかかえていた患者さんのお話ですが、みなさん口々に腎臓リハビリに取り組んだことで充実した生活を送れるようになったとおっしゃっています。

「仕事に復帰できた」「病院での検査結果が良くなった」「ダイエットに成功した」「新しい趣味ができた」「友だちができた」「孫と遊べる体力がついた」「更年期の症状が治った」——なかには一見すると、因果関係のなさそうなことも含まれていますよね。

しかし、まったく無関係ではありません。

意外に思われるかもしれませんが、**腎臓リハビリというのはQOL（＝**

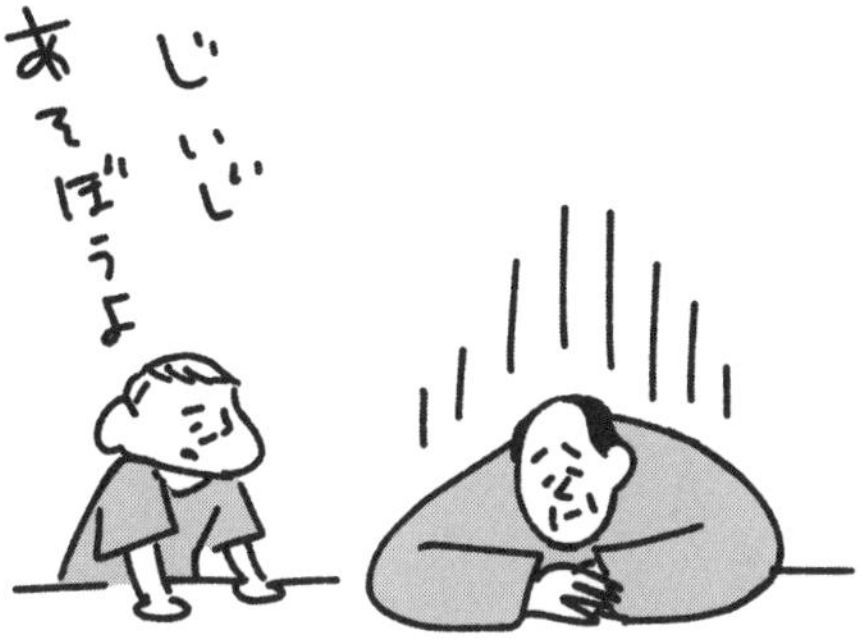

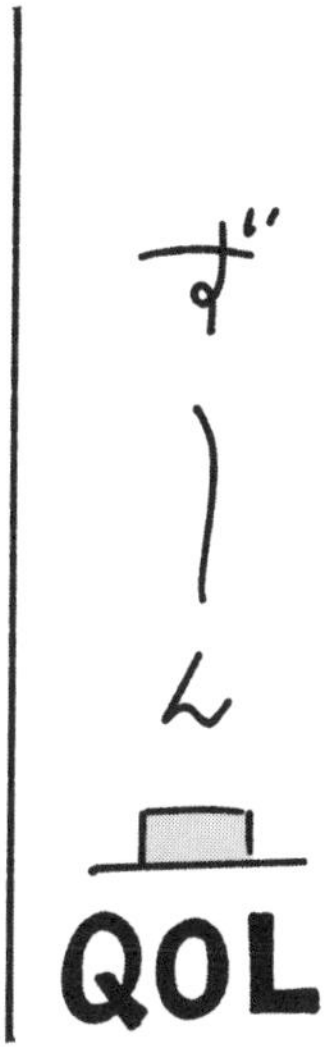

腎臓が弱っていると気分も沈む

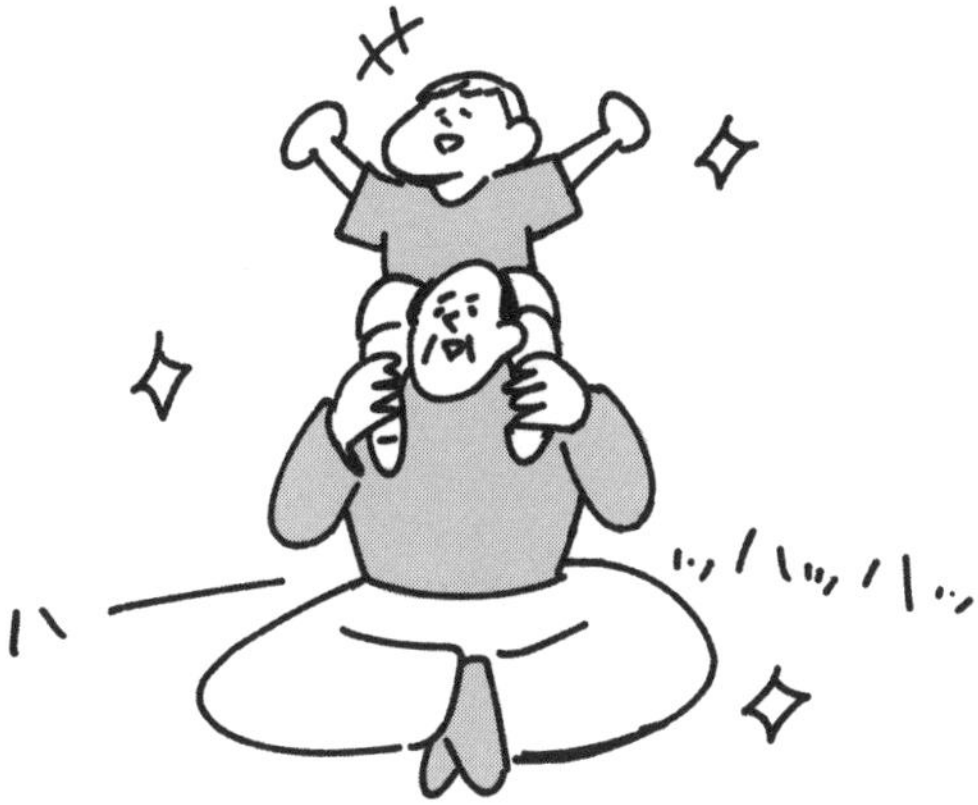

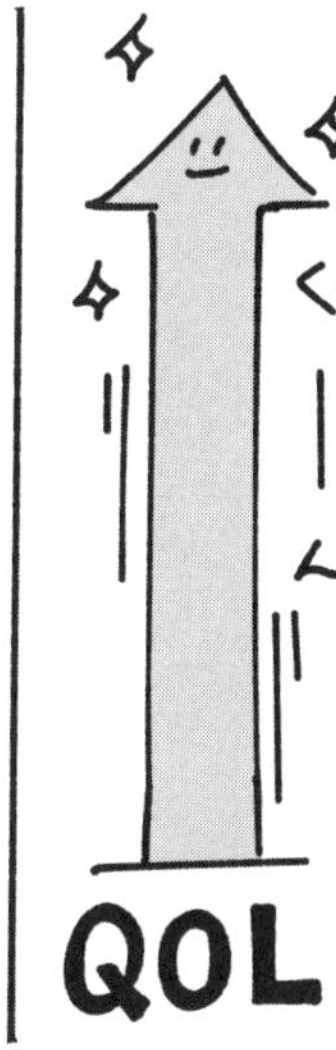

腎臓が元気になると人生も明るい

Quality of Life）と称される〝生活の質〟や〝人生の質〟も豊かにすることができる包括的リハビリテーションなのです。

もちろん、腎臓の病気や透析治療における身体的な影響や精神的な影響を軽減させたり、腎機能の回復や維持によって生命予後を高めたりする効果もあります。

①腎機能が改善する
②筋力や体力を向上させる
③動脈硬化の進行を防ぐ
④心肺機能を向上させる
⑤最大酸素摂取量が増加する
⑥乱れた自律神経を整える
⑦ＰＥＷ（protein-energy wasting）を改善する
⑧貧血が改善する
⑨睡眠の質がよくなる
⑩不安・うつ・ＱＯＬ（Quality of Life）が改善する
⑪ＡＤＬ（Activities of Daily Living）が改善する
⑫生活習慣病が改善する
⑬前腕静脈の幅が広がる（透析がスムーズになる）
⑭透析効率が向上する
⑮死亡率が低下する

このように腎臓リハビリには多種多様な効能が認められています。

すごいと思いませんか。

腎臓リハビリは、**慢性腎臓病の患者さんや人工透析を受けている患者さんだけでなく、予備軍の方、それこそ健康な方が腎臓病を予防するための手段としても有用といえるのです。**

腎臓リハビリはおもに、運動療法、食事療法と水分管理、薬物療法、教育（腎臓病の知識）、精神・心理的サポート（カウンセリング）の5つで構成されています。そのなかでも核となっているのが、第1章で詳しく取り上げた腎臓リハビリメソッドを中心とした「運動療法」です。

むしろ、この運動療法なくして腎臓リハビリを語ることはできません。

筋力や持久力、運動に対する耐久性（運動耐容能）を向上させるほか、腎臓病

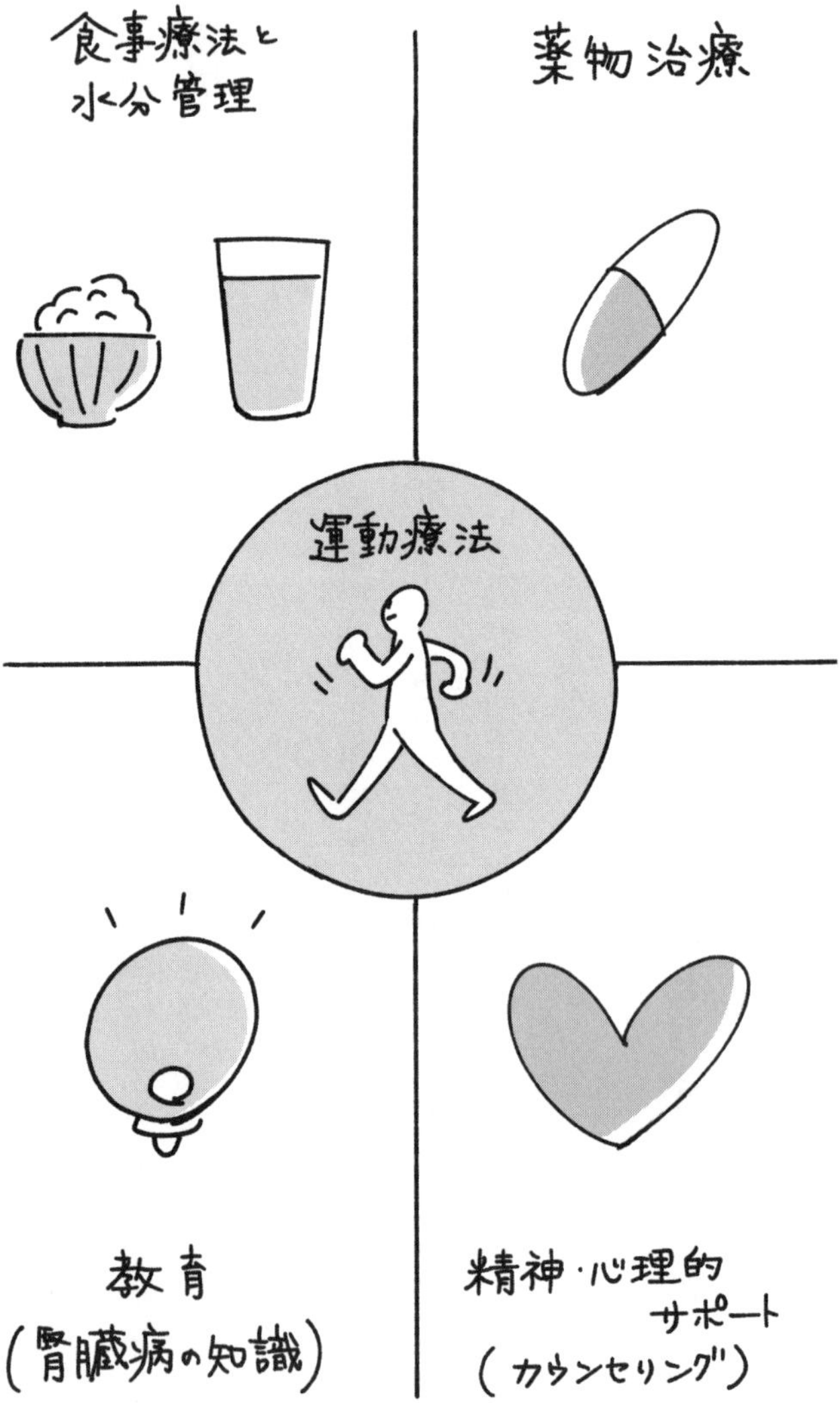

腎臓リハビリは運動療法が中心の包括的リハビリテーション

で気を配るべきたんぱく質の分解を抑制したり、先ほどもお話ししたＱＯＬを改善したり、腎臓にとってプラスに働く多種多様な好循環を生み出してくれます。まさに「いいことずくめ」であり、「至れり尽くせり」なのです。

もしも、「読めば確実に頭がよくなる本」が目の前に存在したら、すぐに手に取って目を通すでしょう。

では、「取り組めば確実に健康寿命が延びる運動療法」はどうでしょうか。しかも、無理なく続けられる内容だとしたら……。

やらない手はないと、誰もが思うはずです。

そして、この本で紹介する運動療法は、その条件を完璧に満たしているのです。

もう、悩む必要はありませんね。

腎臓リハビリの運動療法でしか得られない大きな効果

では、なぜ運動療法が最も有用といえるのでしょうか。

さまざまな理由を多角的に考えられますが、**多くの場合は腎臓病患者さんがメタボリックシンドロームなどの生活習慣病を患っているため、運動不足が解消されることで血流がよくなり、内臓脂肪を減らすことに一役買ってくれることが挙げられます**。

「体調がよくなって、そのうえやせたんだから言うことなしだよ！」

そうおっしゃる患者さんに、これまでたくさんお会いしてきました。

メカニズムを簡単に説明すると、内臓脂肪が増えると脂肪細胞から放出される炎症性物質の量も同じように増えるので、それによって血糖値や血圧が上昇し、脳卒中や心筋梗塞、動脈硬化などの心血管疾患を引き起こしやすくなります。

軽く汗ばむ程度の運動は、血管を拡張させたり、しなやかにしたりする一酸化窒素（NO）の分泌を促します。

この一酸化窒素の産生は、血流の改善や血液の凝固防止などを見込めるため、とくに高血圧には効果的といえるでしょう。

また、生活習慣病は多くの病気の温床といっても過言ではありません。

例えば、慢性腎臓病を誘発させるだけでなく、その病状を悪化させる要因となり得るとても怖い病気です。

つまり、シンプルながらも運動習慣をつけることがとても大切になってきます。

逆説的ではありますが、これがさまざまな腎臓病の予防や改善の第一歩となるのです。

いまや国民病として恐れられる生活習慣病の解決こそが、腎臓病治療の糸口といえる理由はほかにも挙げられます。

例えば、運動によって血流がよくなると、腎臓にある「糸球体」という血液をろ過するためのフィルターの圧力が低くなり、糸球体の消耗を抑えることができます。

この糸球体のろ過機能のはたらきを支えているのが「タコ足細胞」と呼ばれる細胞で、その名のとおりタコのようなかたちをした細胞が、糸球体に密集している毛細血管に覆いかぶさるように張りついています。

このタコ足細胞は、血液に含まれる成分を必要なものと不要なものに分別する仕分け人であり、腎臓で最も重要なフィルター機能の正体ともいえるでしょう。

そんなタコ足細胞の天敵が、高血圧や高血糖です。

血液に圧力がかかって血管がパンパンになると、その力に負けてタコ足細胞は糸球体から剥がれ落ちます。こうなると、体にとって必要な栄養素も尿として漏れ出してしまいます。

代表的な症状としては、尿にたんぱく質が混じるたんぱく尿などが挙げられ、放置しておくと慢性腎臓病の診断が下り、最終的には末期腎不全による人工透析へと進行していきます。

しかし、**適度な運動を続けると産生さ**

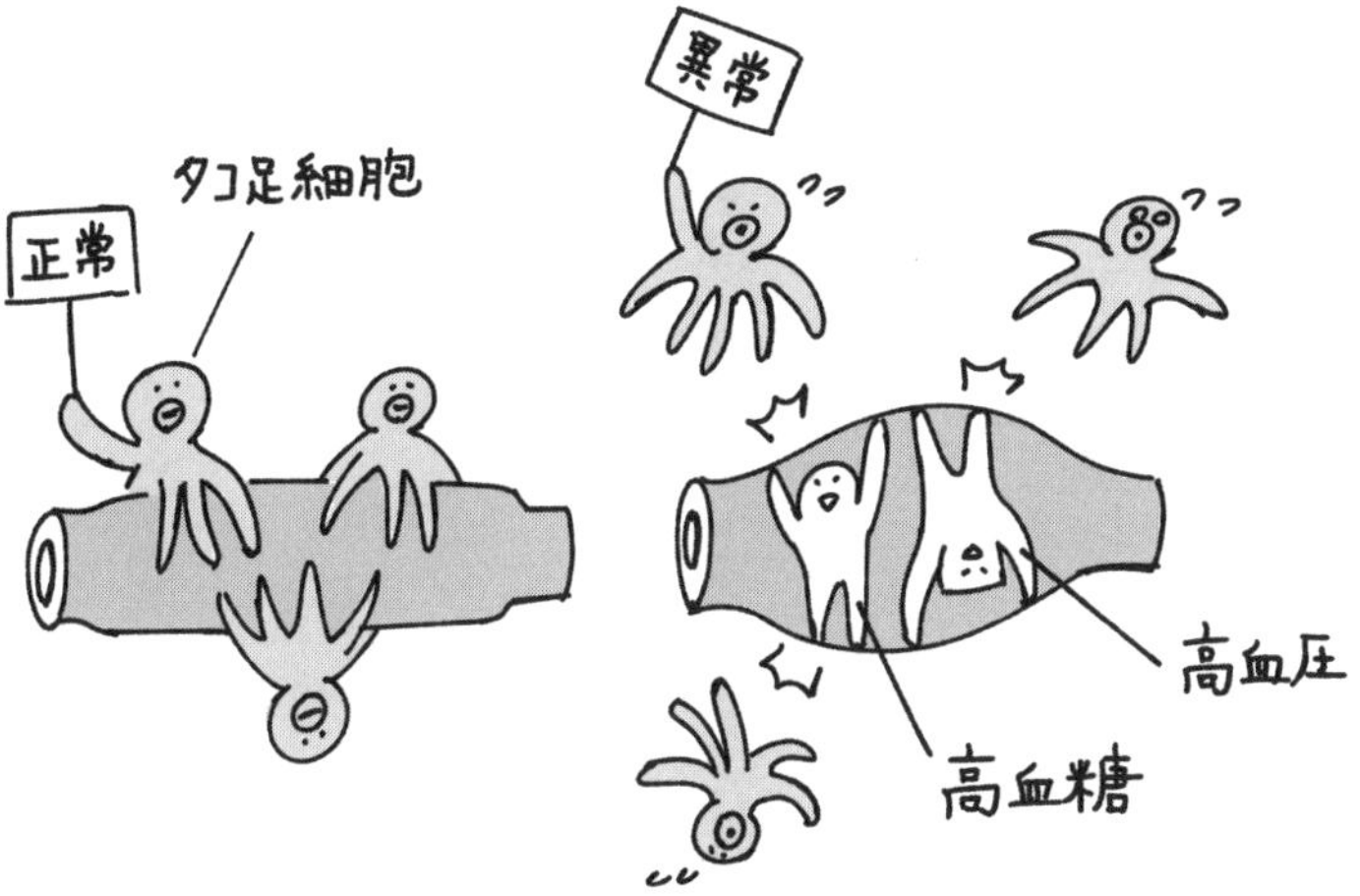

高血圧や高血糖が悪さして大切なタコ足細胞を剥がしてしまう

れた一酸化窒素（NO）によって糸球体の出口の圧力が下がるため、血管壁にも余分な圧力がかからなくなり、結果としてタコ足細胞も張りついたままでいられるのです。

過剰なリンの調整にも運動療法が効果てきめん

高血圧に高血糖（糖尿病）、そしてリンの過剰摂取を加えた3つは、腎臓の機能を悪化させる3大要因と覚えておいてください。

運動療法が高血圧と高血糖に有効であることはお伝えしてきましたが、じつは運動によって血液中に溶け出した過剰なリンの濃度を下げる効果が見込めます。

リンはさまざまな食品に含まれているミネラルの一種で、とくに骨や歯の形成には欠かせない栄養素です。

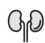

一方で、過剰摂取が続くと腎機能に障害を起こし、余分なリンを排出できなくなることで体内に細胞毒として蓄積され、骨粗しょう症や動脈硬化などの病気を誘発させる恐れがあります。

そればかりか、**リン濃度の高い血液は尿細管の負担となるため、腎機能の指標であるネフロンの数がどんどん減っていき、さらに悪化を招く負のスパイラルへと陥ってしまうこともあります。**

体内でリンが過剰にならないようにするためには、そもそも食品からリンの摂取を控えることがひとつの方法です。

リンには「有機リン」と「無機リン」の2種類がありますが、**有機リンよりも無機リンのほうが腸から吸収されやすく、**

リンの体内吸収率はこんなに違う!

有機リン	植物性（豆類など）→ 20 ～ 40%
	動物性（肉類・魚介類・卵類など）→ 40 ～ 60%
無機リン	食品添加物（加工食品）→ 90%以上

血液中のリンの濃度も上昇させやすいという特徴があります。

とくに気をつけたいのが、加工食品に多く含まれる食品添加物由来の無機リンこと「リン酸塩」で、ハムなどの加工肉、かまぼこなどの練り製品、カップラーメンなどの保存食、スナック菓子といったものが該当します。

リン酸塩は老化を加速させるともいわれており、腎臓への負担を考えても、できるだけ摂取を控えることが好ましいといえるでしょう。

「毒」はさすがにいいすぎかもしれませんが、少なくとも「薬」になることはありません。

そして、リンの濃度バランスを整えるもうひとつの方法が運動療法です。

おもに体内のリンはカルシウムと結びついており、その多くが骨の中に閉じ込められている状態です。

しかし、運動不足がたたるとリンが骨から溶け出してしまうため、血液中のリンの濃度が高くなり、腎臓への負担となってしまいます。

じつは骨の組織は運動によって負荷がかかると、それに対抗するようにリンを取り込もうとする力が増えていきます。

つまり、定期的な運動で骨に刺激を与えていると骨代謝が高まるため、骨からのリンの流出を防ぐことができ、体内でリンが過剰になることも抑えられるのです。

高血圧、高血糖（糖尿病）、リンの過剰摂

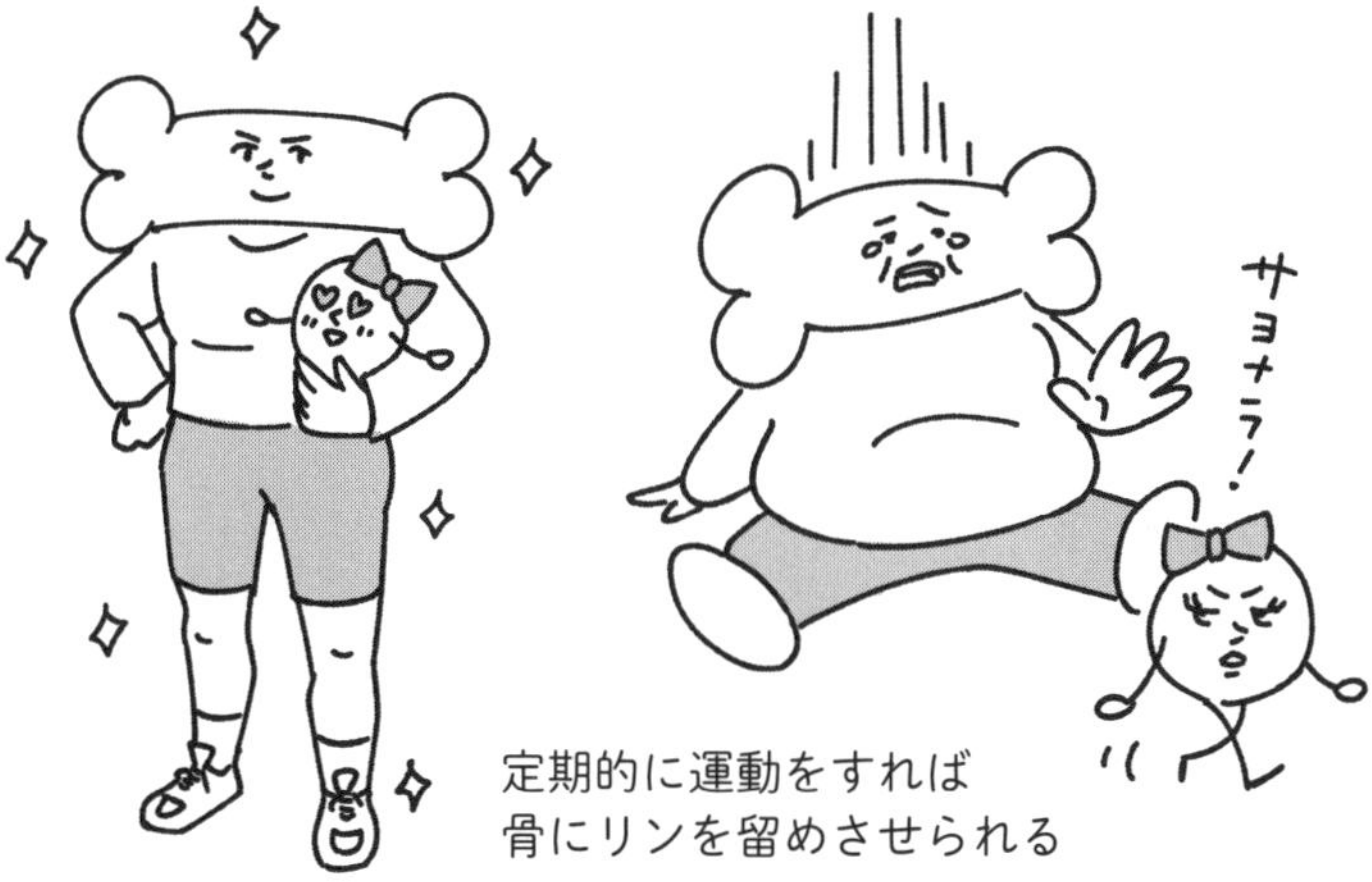

定期的に運動をすれば
骨にリンを留めさせられる

取――腎機能を悪化させる3大要因は、それぞれ個別に戦略を立てて対応するのが普通です。

しかし、運動療法によってかなりの部分が解決できてしまうのです。

ですから、どうかご安心ください。

また運動療法は、腎臓病患者さんの回復手段にとどまらず、腎臓病の予防としても非常に有効なものであることもおわかりいただけたのではないでしょうか。口にするものの影響は無視できないので、もちろん食事療法もとても大切です。しかし、それ以上に運動療法の効果はてきめんであり、腎臓リハビリのメソッドなくして腎臓病の回復はできないといってもいいくらいです。ありません。

とくに慢性腎臓病患者さんの運動不足は深刻であり、感染症や心血管疾患、虚弱、抑うつなどを引き起こし、高血圧や糖尿病、脂質異常症、血管内皮機能異常を助長して死亡率を高めてしまいます。

「やるか」「やらないか」で迷う必要はなし。すべての人が、今すぐに取り組むべきものであると、自信を持って断言できます。


「小さいころから運動が本当に苦手で、どうにも気乗りしなかったのですが、先生の『騙されたと思って』『少しずつで構いませんから』の言葉を信じてよかったです。体調はものの見事によくなりました。大げさでなく、人生が変わりました。腎臓病だけでなく、すべての病気に悩む人、健康長寿を求める人におすすめしたいですね」

運動療法に取り組んだあと、このような感想を口にする患者さんは、枚挙にいとまがありません。

言うまでもなく、次はみなさんの番です。

運動処方こそが最強の良薬

もう少し違った角度からも、運動療法の価値を考えてみましょう。
まずは、みなさんに○×クイズです。
腎臓リハビリにおける運動療法は、運動の負荷が強いほど高い効果が得られる。
これは○でしょうか？　それとも×でしょうか？

さっそく答えをお教えしますと、この問いに対する答えは「×」となります。

腎臓リハビリによる運動療法は、トレーニングがきつければきついほど、その効果も比例して向上していくものではありません。

むしろ、強すぎる負荷は腎機能の悪化を招く可能性があります。腎臓病の患者さんが心血管疾患を併発しやすいことを考えても、息切れしない程度の軽い運動が適切なのです。

例えば、みなさんも具合が悪くなったら病院に行き、症状などを診断してもらったうえで、医師から適切な薬が、適切な量で処方されますよね。

じつは、これと同じ考え方が運動療法にも用いられており、今では医師などによって適切な運動プランを練られることから「運動処方」と呼ばれています。

そういった背景から腎臓リハビリでは「ＦＩＴＴ（フィット）」という科学的な方法を基準にしており、「Ｆ：Frequency＝頻度」「Ｉ：Intensity＝強度」「Ｔ：Time＝時間」「Ｔ：Type＝種類」の４つに重きを置いたものになっています。

ＦＩＴＴのうちＴ（種類）を除く、Ｆ（頻度）、Ｉ（強度）、Ｔ（時間）の３つの積を「Ｖ：Volume＝運動量」といい、運動プランの見直しを意味する「Ｐ：

運動療法はFITT-VPに準じて処方される

F（頻度） Frequency	I（強度） Intensity	T（時間） Time	T（種類） Type

↓

V（運動量）Volume ＝F（頻度）×I（強度）×T（時間）

P（漸増・改定）Progression/Revision ⇒運動処方の見直し

Progression/Revision＝漸増・改定」と合わせた「ＦＩＴＴ－ＶＰ」というかたちが運動処方の原則です。

体を鍛えるためのトレーニングと聞くと、どうしてもＩ（強度）にばかり意識を向けてしまいがちですが、まずは安全に行えることがなによりも大切です。

したがって腎臓病の患者さんは、Ｆ（頻度）を多くしたり、Ｔ（時間）を延ばしたりしながら、運動の総量であるＶ（運動量）を増やしていくことが優先されます。

薬も量が多くなれば効き目は増していきま

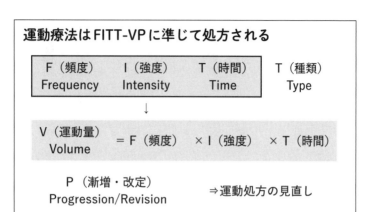

すが、必要以上に飲みすぎてしまっては体を壊してしまいますよね。

運動もそれと同じで、**量を増やすことに大きな意義はあるものの、強すぎてしまっては逆効果になってしまうのです。**

そのためには医師による〝処方〟が必要であり、どんな運動を、どれくらいの頻度や強さ、時間で行えばいいのかを、しっかりと考えていく必要があるでしょう。

とくに慢性腎臓病の患者さんは、健康や栄養に気をつかったじゅうぶんな食事を摂っていたとしても、たんぱく質やアミノ酸が筋たんぱく（筋肉を構成するたんぱく質）の合成に利用されにくくなっているため、

食事療法だけではどうしても骨格筋の減少を防ぎきれません。

なぜならば、慢性腎臓病では、身体活動の低下、すなわち運動不足に加えて、尿毒症物質の蓄積や炎症性サイトカインの増加、インスリン抵抗性などを招くた

め、それらが複合的に骨格筋の減少に働いてしまうからです。
筋たんぱくの分解による筋力低下を阻止するためには、きちんとした食事療法はもちろんのこと、有酸素運動や筋力トレーニングによる運動療法が重要になります。

運動こそが筋たんぱくの合成を促す最大の刺激因子なので、すなわち腎臓リハビリメソッドが最強の良薬といっても過言ではないのです。

腎臓リハビリの今までとこれから

今でこそ腎臓リハビリは、腎臓病患者さんのQOLやADLの改善のみならず、腎機能の改善や透析移行防止のための新たな治療法としての役割に期待されていますが、その道のりは決して平坦なものではありませんでした。

「内科疾患の患者さんに、もっとしてあげられることはないのだろうか」

そういった思いから東北大学大学院の内部障害を研究する講座・診療科に移籍したのが1995年——私が医師になって15年目のことでした。

ちなみに内部障害とは、心臓機能障害、腎臓機能障害、肝臓機能障害、呼吸機

能障害、膀胱・直腸機能障害、小腸機能障害、ヒト免疫不全ウイルスによる免疫機能障害に分類される7つを指します。

この内部障害者数の占める割合は年々増加しており、厚生労働省の「生活のしづらさなどに関する調査」によると、2016年には日本の身体障害者数の28・9%、2022年には32・8%にまで上昇して占めているほどで、超高齢化社会の到来が内部障害者の増加の一因であることは想像に難くありません。

こういった背景を考えると、内部障害のリハビリテーションは、すでにリハビリテーションの基本領域になっているといえるでしょう。

しかし、私が内科からリハビリテーション科に移籍した1995年当時は、内部障害リハビリテーションの普及ができておらず、そういった分野に長《た》けていた東北大学病院でさえ、リハビリテーションといえば脳血管疾患や運動器疾患の患者さんがほとんどでした。
1990年代には、内部障害者で2番目に多い腎臓機能障害者（透析患者）に対してリハビリテーションの概念はなく、むしろ慢性腎臓病における保存期の患者さんに運動は禁忌とされていたのです。

一方で、脳血管疾患や運動器疾患のリハビリテーション患者さんには高齢者が多く、腎機能障害を併発している人が少なくありませんでした。

保存期の慢性腎臓病患者さんや透析患者さんの高齢化も目立ち始めており、**生活機能や運動機能の維持・向上のためにリハビリテーションや運動療法の重要性が増し、運動が腎機能障害に与える影響も無視できなくなっていました。**

慢性腎臓病の概念を180度変えた予想外の結果

海外の文献を調べても腎臓リハビリテーションに関するれっきとしたエビデンスはなく、どの程度の負荷や強度で運動を行っていいのかまったくわからない状態からのスタートでした。

当時、慢性腎臓病の患者さんは〝安静〟が定説とされていたのですから、それに逆らって運動を推奨するような文献が見つからないのは当然かもしれません。

私はリハビリテーションに強い関心を抱いていたため、先んじて心臓疾患の患者さんに向けた新しいリハビリテーションの研究も行っていましたが、それと並行して手掛けていたのが末期腎不全のラットを使った実験でした。

腎機能がひどく低下している状態で運動をすると尿にたんぱく質が混ざります。

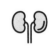

これを「たんぱく尿」といい、運動負荷によって糸球体透過性が亢進《こうしん》したり、腎尿細管でのたんぱく再吸収が低下したりすることが原因と考えられています。

末期腎不全のラットを「薬を投与する群」と「運動（トレッドミル）だけを行う群」に分けてみると、前者は薬の効果によって腎機能が改善し、こちらの想定どおりにたんぱく尿も抑制することができました。

しかし、驚いたのは薬を使わずに運動だけ行っていたラットの結果でした。

なんとトレッドミルを使った長期的な運動は薬と同等の効果を発揮しており、薬を使っていなかったにもかかわらず、運動させただけでも腎機能が改善していたのです。

私自身も決して慢性腎臓病の〝安静〟に異を唱えているわけではなかったので、この予想外の結果に非常に驚かされましたが、同時に新たな興味がわきました。

「運動したうえで薬も投与すれば、より良い結果になるのではないだろうか」

この疑問に対する答えは、私の思い描いたものとなりました。

ラットの運動群を薬物投与群と非薬物投与群に分けて4～8週間検討したところ、前者ではたんぱく尿の減少作用や腎糸球体硬化指数の増加抑制をさらに増強することが明らかになったのです。

この研究結果は2000年にアメ

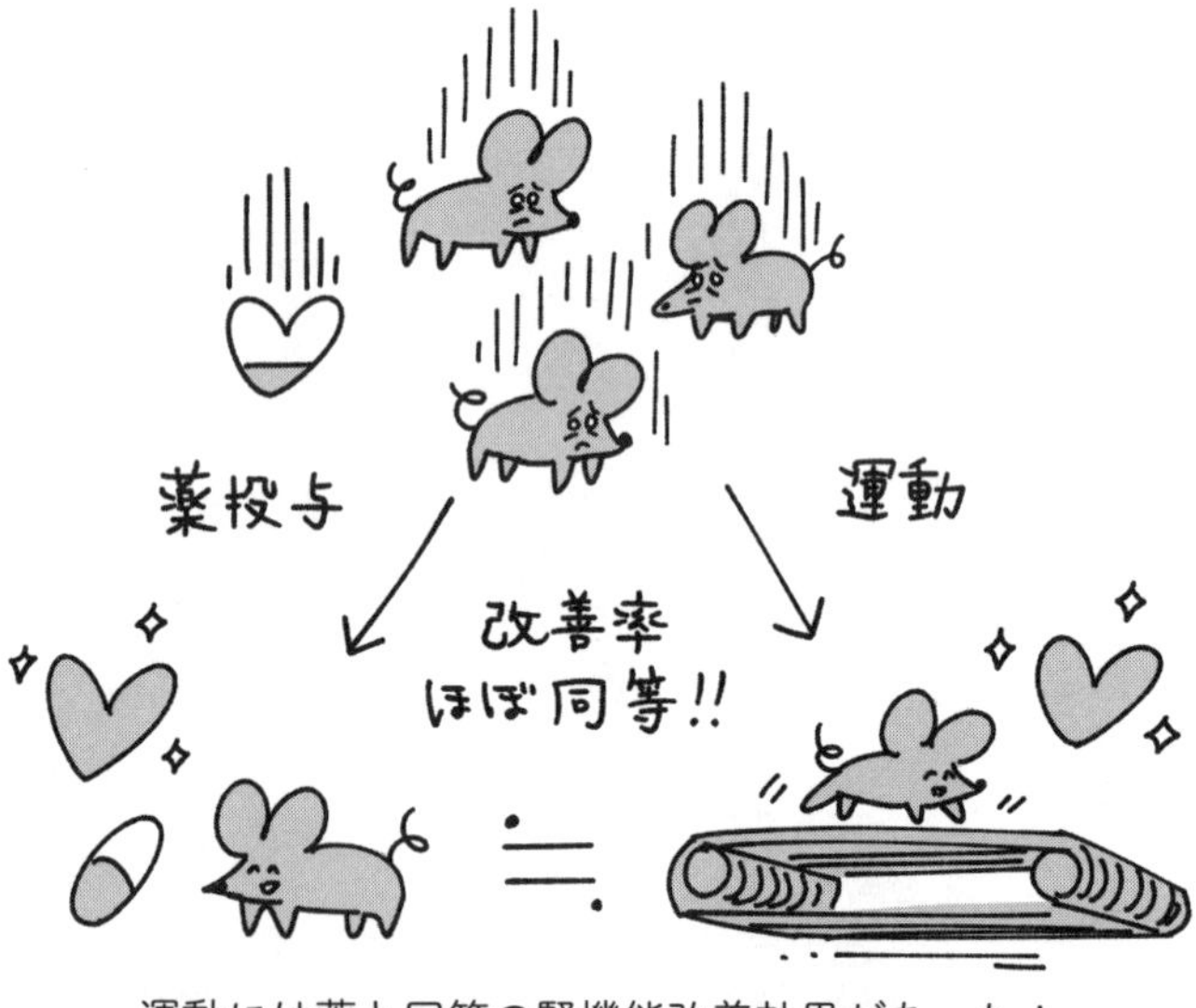

運動には薬と同等の腎機能改善効果があった！

リカで行われた国際高血圧学会で講演する栄誉に浴し、それをまとめた論文も国際高血圧学会誌に掲載される運びとなりました。

運動が薬と同じように腎機能に有用な効果をもたらす可能性を示した内容は高く評価され、私たちのリハビリテーション（運動療法）の研究が国際的にも波及していくきっかけになったのです。

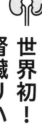

世界初！
腎臓リハビリにおける運動療法の保険適用

内部障害リハビリテーション領域における学会は、おもに日本心臓リハビリテーション学会と日本呼吸ケア・リハビリテーション学会の2つが先導しています。

しかし、腎機能障害に関しては、私たちのグループが中心になり、日本リハビリテーション医学会、日本腎臓学会、日本透析医学会、日本循環器学会などの学術集会で散発的な演題発表が行われるにすぎず、お世辞にも聴衆が多かったとはいえない現状にありました。

1990年代当時から腎臓病学、透析医学、循環器病学、リハビリテーション医学のそれぞれの分野において日本が世界をリードする立場にあったことを思うと、とても残念な状況だったといわざるを得ません。

その後、**慢性腎臓病の動物モデルに対する運動療法の腎保護作用は、2010年ごろまでには間違いのない理論として固まっていきました。**

ここで、腎臓リハビリを確たるものにするために必要だったのが臨床研究です。そのためにも、腎疾患における長期的な運動の有効性やメカニズムの検討、腎疾患の治療ステージごとの検討、適切な強度や期間に関する検討などを進めなければならず、腎臓リハビリに興味を持つ方々で職種横断的な議論が求められました。

これこそが、日本腎臓リハビリテーション学会発足の契機にほかなりません。

日本腎臓リハビリテーション学会は、腎臓リハビリテーションにおける世界初の学術団体でもあり、それこそ「すぐにつぶれる」と嘲笑されたこともありました。

しかし、多くの先生方にお力添えをいただいたこともあり、本学会は毎年学術集会を開くほどに大きく発展し、**運動など言語道断とされていた慢性腎臓病の患者さんに対する腎臓リハビリや運動療法の考え方を大きく変えていくことになったのです。**

日本腎臓リハビリテーション学会が中心となって厚生労働省に働きかけた結果、ありがたいことに、２０１６年には「腎不全期患者指導加算」の診療報酬が国から認可される運びとなり、ステージＧ４〜Ｇ５まで進んだ糖尿病性腎症の患者さんに対して、腎臓リハビリの運動療法に健康保険が適用されるようになりました。

その後も２０１８年には「高度腎機能障害患者指導加算」に診療報酬が改定されたことで、ステージG３bの糖尿病性腎症の患者さんにまで運動療法による保険適用が拡充。さらに２０２２年には「透析時運動指導等加算」が新規に認められたことで、糖尿病の有無にかかわらず、人工透析を受けている患者さんであれば誰でも運動療法に対する保険が適用されるまでに至りました。

腎臓リハビリにおける運動療法が保険適用されるケースは世界的にみてもはじめてのことで、国からも慢性腎臓病に有意義なものとしてお墨付きを得たといえるでしょう。

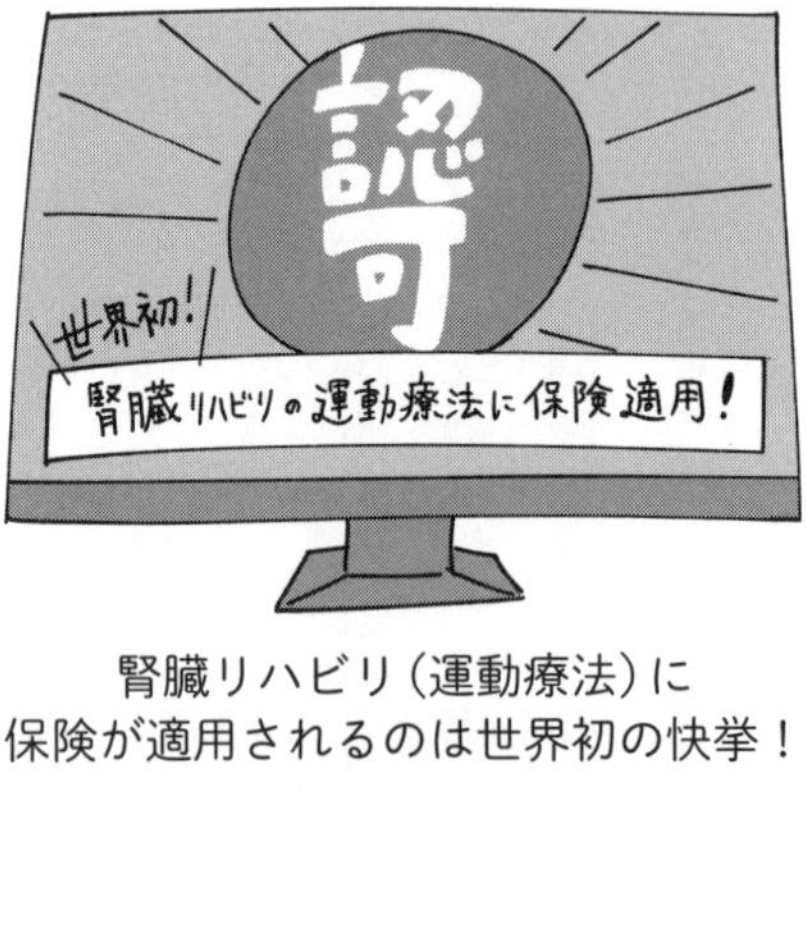
認可
世界初!
腎臓リハビリの運動療法に保険適用!

腎臓リハビリ（運動療法）に
保険が適用されるのは世界初の快挙！

年表でみる腎臓リハビリの沿革

1995年　慢性腎不全のラットを使った薬物・運動療法の研究を開始
2000年　アメリカの国際高血圧学会学術集会にて「高血圧腎不全動物での長期的運動による腎保護作用」の講演
2011年　日本腎臓リハビリテーション学会の設立
　　　　第1回日本腎臓リハビリテーション学会学術集会の開催
2016年　腎臓リハビリテーションガイドライン作成委員会を設置
　　　　診療報酬改定で「腎不全期患者指導加算」が新設
　　　　※ステージG4～G5の糖尿病性腎症に対する運動療法の保険適用を認可
2018年　腎臓リハビリテーション指導士制度委員会の設置
　　　　診療報酬改定で「高度腎機能障害患者指導加算」が新設
　　　　※ステージG3b～G5の糖尿病性腎症に対する運動療法の保険適用を認可
　　　　「腎臓リハビリテーションガイドライン」を発刊
2019年　第1回腎臓リハビリテーション指導士試験の実施
2020年　国際腎臓リハビリテーション学会の設立
2022年　診療報酬改定で「透析時運動指導等加算」が新設
　　　　※人工透析に対する運動療法の保険適用を認可

いまや腎臓リハビリは世界を先導する最先端の研究分野ですが、「安静第一から運動推奨へ」――現在は腎臓リハビリの国際普及を目標に、私が理事長を務める国際腎臓リハビリテーション学会を中心に幅広く活動しています。

腎臓リハビリで寿命をも延ばせる時代になった

かつてのリハビリテーション医療というものは、不自由なく日常生活を送るために必要な動作や活動能力、すなわちＡＤＬ（＝Activities of Daily Living）の向上や、生活や人生の質を高めるＱＯＬ（＝Quality of Life）の向上を目指していました。

一方、医療では「生命予後の改善」（"Adding Years to Life"）が主目的にあるので、「生活・運動機能の改善や生活の質の改善」（"Adding Life to Years"）が根幹にあるリハビリテーション医療とは考え方が違うとされていました。

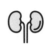

ここでいう「Years」は寿命あるいは健康寿命といった物理的な寿命の長さ、「Life」は人間らしい生活や充実した人生のことを指しています。

そして時代は流れ、現在のリハビリテーション医療は「生活・運動機能の改善や生活の質の改善と生命予後の改善」("Adding Life to Years and Years to Life")をテーマに新しい方向へと舵を取っています。

すでにリハビリテーション治療の効果として、生命予後の改善にもつながっているという事実がたくさん出ており、とくに腎臓リハビリ、心

これまでの医療とリハビリテーション医療

・医療
⇒ 生命予後を改善する(Adding Years to Life)

・リハビリテーション医療
⇒ ADL・QOL を改善する(Adding Life to Years)

新しいリハビリテーション医療

⇒ **ADL・QOL の改善と生命予後の改善(理想の医療)(Adding Life to Years and Years to Life)**

臓リハビリ、呼吸リハビリなどの内部障害領域においては、それがスタンダードになりつつあります。

腎臓病だけでなく、得てして重い病気を患うと医者から制限ばかりされてしまって人生がつまらなく感じることも多いでしょう。

そういった観点からも、ＡＤＬやＱＯＬの向上はとても意義のあることで、みなさんが残された人生を楽しく過ごせれば、私たちも医師冥利《みょうり》に尽きるというものです。

しかし、素晴らしい生活を送れるだけでなく、もうひと頑張りすることで、今では寿命を延ばせる時代になってきているのです。

希望を持ちましょう！

自分の生命力を信じましょう！

腎臓リハビリに取り組んで効果の出なかった人はほとんどいません。嘘のように思われるかもしれませんが、腎機能が保たれたり、活動性が上がったり、とにかく元気になる人ばかりです。

これは腎臓リハビリが腎機能の改善を最重要マターに掲げているのではなく、死なないように寿命を延ばすこと、ひいては楽しく長生きすることに重きを置いたリハビリテーションであることの証左といえるかもしれません。

自宅でも簡単にできる腎臓リハビリのやり方（腎臓リハビリメソッド）については第1章で詳しく取り上げましたが、この本を手に取ってくださったことが、あなたの人生をより良い方向へと導く分岐点になることを願います。

おさらい

・腎臓リハビリは〝生活の質〟や〝人生の質〟も豊かにする

・腎臓リハビリは健康な人の腎臓病予防としても有用

・腎臓リハビリは運動療法、食事療法と水分管理、薬物療法、教育（腎臓病の知識）、精神・心理的サポート（カウンセリング）の5つで構成される包括的リハビリテーション

・運動療法こそが多種多様な好循環を生み出す腎臓リハビリの要

・運動習慣をつけることが腎臓病の予防や改善の第一歩

・運動による一酸化窒素（NO）の産生で血流の改善や血液の凝固防止が見込める

・腎臓で最も重要なタコ足細胞（フィルター機能）の天敵は高血圧と高血糖

・血圧を下げる一酸化窒素（NO）はタコ足細胞の救世主

・腎機能を悪化させる3大要因は高血圧、高血糖（糖尿病）、リンの過剰摂取

・リンのなかでも老化を加速させるリン酸塩（無機リン）に要注意

・リン濃度のバランスは運動療法でも整えられる

・強すぎる運動負荷は腎機能の悪化を招く可能性がある

・運動処方はＦＩＴＴ－ＶＰをもとに練られた適切な運動プラン

・腎臓リハビリの運動量は強度でなく頻度や時間を増やすことが大切

・食事療法だけでは骨格筋の減少を防ぎきれない

・運動は筋たんぱくの合成を促す最大の刺激因子

・慢性腎臓病の改善には適度な運動が必要不可欠（安静第一は過去の話）

・運動には薬物投与と同等の腎機能改善効果がある

・日本腎臓リハビリテーション学会は腎臓リハビリにおける世界初の学術団体

・日本では腎臓リハビリにおける運動療法に保険が適用されるケースもある

・腎臓リハビリなどの内部障害領域では生命予後の改善効果が標準になりつつある

第3章

腎臓をねぎらう食事術

その食事の癖が腎臓をいじめてしまっているかも？

人間をはじめとした動物は、食べなければ生きていけません。

当たり前のことと思われるかもしれませんが、当たり前だからこそ無意識であったり、機械的であったり、どこか盲目的になってしまうのが食事なのです。

世の中にはさまざまな料理が溢れていますが、自炊ではレパートリーが限られてしまったり、ついつい好きなものばかり選んでしまったり、簡単な食事で済ませてしまったり、毎日の習慣だからこその偏りがみなさんにもあるのではないでしょうか。

そういった何気ない〝食事の癖〟が誰にでもあります。

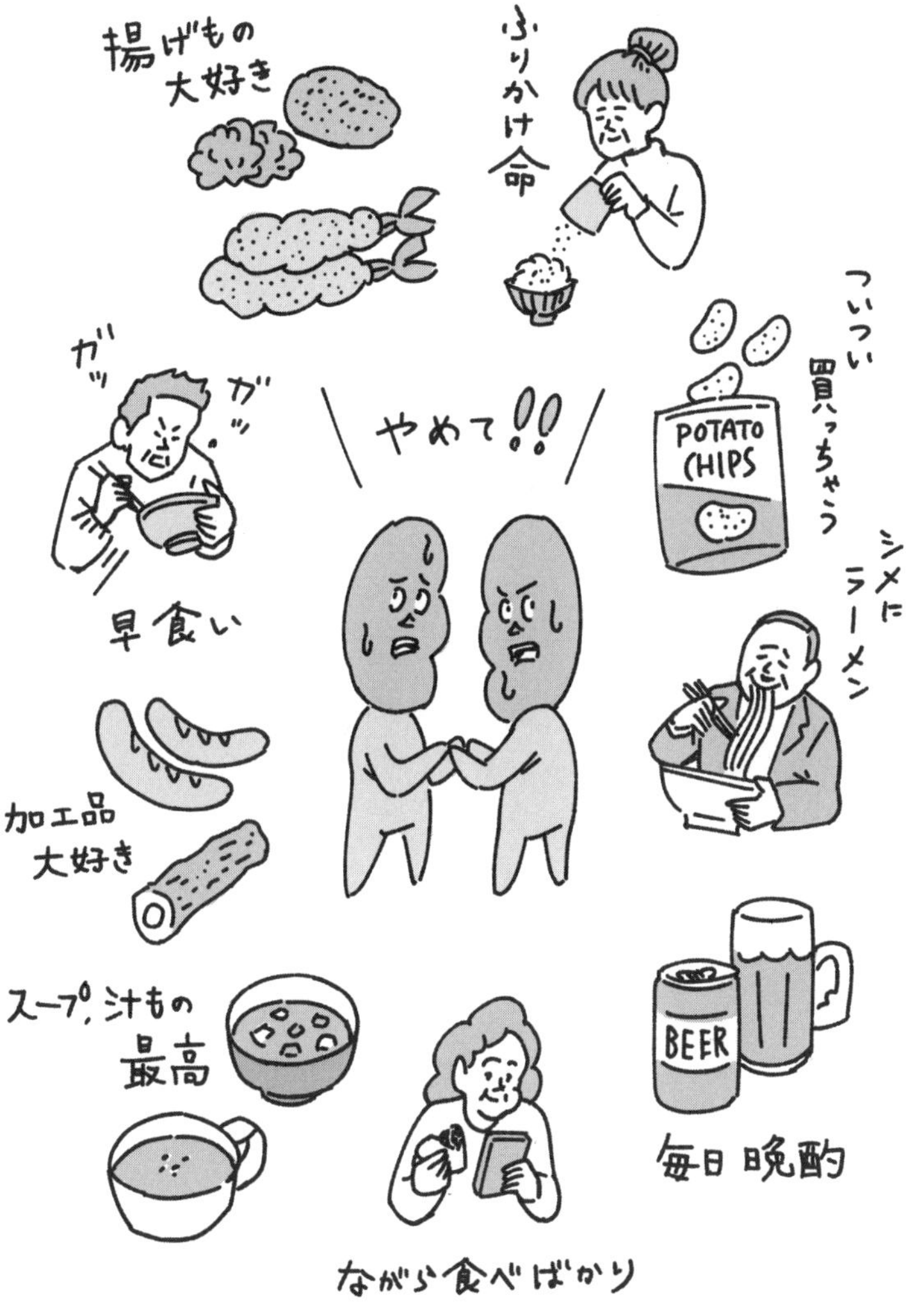

何気ない食事の習慣が腎臓にとって迷惑なものになっている

そして、そのあなたの食事の癖が、もしかしたら知らず知らずのうちに腎臓をいじめているかもしれません。

「そんなことはないよ、先生。ウチは母ちゃん（＝奥さん）が料理上手で、毎日おかずのバリエーションは変わるし、肉も魚も野菜もバランスがとれている。偏りなんていっさいないよ。たぶん、完璧に近いんじゃないかな」

以前、ある患者さんからこんな反論をされたことがあります。この患者さんが主張するように、奥さんは料理上手なのでしょう。

でも、だからといって完璧なバランスとはいえないかもしれませんし、体にいいものばかりが食卓に並んでいるとも限りません。

この患者さんから、過去1～2週間の食事内容を改めて聞いたところ、やはりといいますか、腎臓にあまりよくないものをけっこう食べていることがわかりました。

たとえ料理がおいしくても、もろ手を挙げて喜べないケースは多々あるのです。

腎臓は、内臓のなかでもとりわけ食事の影響を受けやすい臓器です。

食生活の見直しは腎臓病予防や腎機能改善の第一歩といえます。まずは次のページにあるチェックリストに目を通し、腎機能を低下させている食事の癖がないかを確認してみましょう。

	こんな食生活を送っていませんか？
□	揚げ物や炒め物など脂っこい料理が好き
□	食欲が抑えられなくて後悔するほど食べすぎてしまうことがある
□	ソーセージやベーコンなど食肉加工品を食べることが多い
□	かまぼこやちくわなど魚肉加工品を食べることが多い
□	大豆食品（豆腐、納豆、油揚げ、豆乳など）をあまり食べない
□	スイーツや菓子パン、スナック菓子をついつい買ってしまう
□	ごはんには漬物や佃煮、ふりかけといったお供が欠かせない
□	お酒を飲んだあとに締めのラーメンや雑炊を食べてしまう
□	夕食が寝る直前だったり、夜食を食べたりしてしまう
□	昼食はおにぎりやパン、麺類といった単品料理になることが多い
□	きのこや海藻、こんにゃくをあまり食べない
□	ゆっくり食事をする時間がなくて早食いになっている
□	お酒やジュースを毎日のように飲んでいる
□	いつもテレビやスマホを見ながら食事している
□	食事にはみそ汁やスープといった汁物が欠かせない
□	野菜やフルーツを食べる習慣がない
□	料理の味付けがうすいと物足りない
□	外食ばかりでほとんど自炊はしない
□	寝起きは食欲がなく朝食を抜いてしまうことが多い
□	ただなんとなく考えなしに食事を済ませている

該当項目が多ければ多いほど、食事の癖によって
腎臓がダメージを受けている可能性が高くなります。

何を食べるのか。そして、どう食べるのか
——さっそく食生活を見直してみましょう。

食事制限は食事の量を減らすことではありません

腎臓のおもな仕事は、体内を循環している血液のろ過です。食べたり飲んだりして摂り込まれた栄養素は血液によって体の隅々に運ばれますが、その際に必要なものと不要なものを仕分けながら、体にとって余分となるものを尿として外に出す働きを担っています。

体にとって不要なゴミが多ければ多いほど腎臓の負担は増していくので、なによりも腎臓の仕事量を増やさない食生活を心がけなければなりません。

腎臓リハビリにおいては、食事療法もとても大切なプログラムのひとつです。

仮に有酸素運動や筋力トレーニングといった運動療法に熱心に取り組んでいたとしても、毎日の食事に配慮していなければいい結果は出にくいでしょう。

もちろん、その逆も然りで、食事に気を配っていたとしても、まったく運動をしていなければ、やはり腎臓リハビリとしては不十分といわざるを得ません。

本来、腎臓リハビリは、運動療法、食事療法と水分管理、薬物療法、教育（腎臓病の知識）、精神・心理的サポート（カウンセリング）の5つで構成される包括的リハビリテーションです。

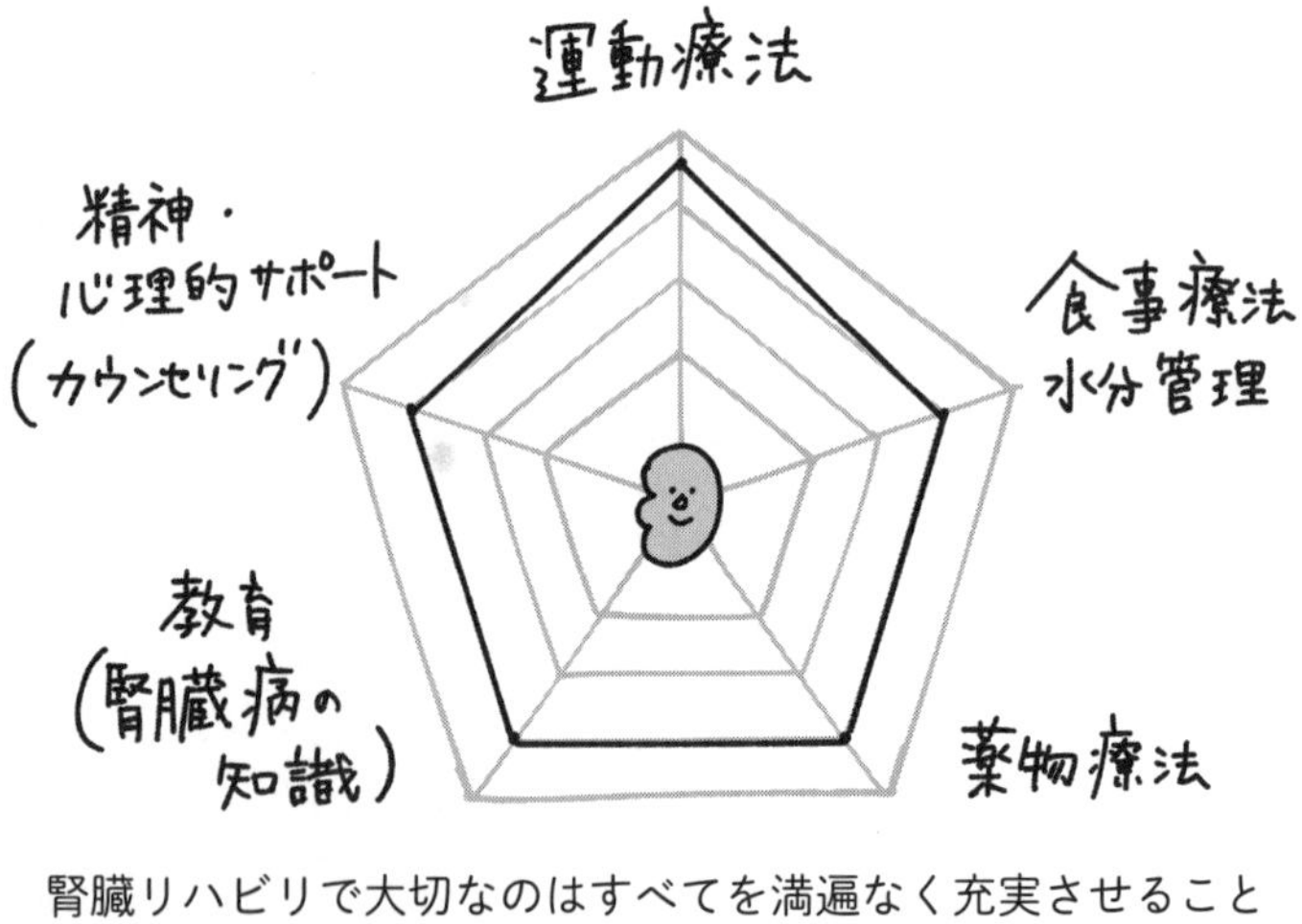

腎臓リハビリで大切なのはすべてを満遍なく充実させること

ゆえに、どれかひとつだけを頑張ればいいというものでもなく、すべてを満遍なく充実させていく必要があります。

では、食事療法に重きを置いたとして、腎臓に負担をかけない食生活とはどういったものなのでしょうか。

「あれを食べちゃダメ、これも食べちゃダメ」

ダメ、ダメ、ダメ、ダメ、となにかにつけて制限を強いられる——医師からの指導というと、きっとみなさんもこんなイメージを抱くことでしょう。

もちろん、食事療法として摂取量に制限が必要な場合もありますが、あくまでも本質は食事内容の見直しであって、極端に食事量を減らすことが正解ではありません。

「これくらいならOK」といえる妥協点や許容範囲はちゃんとあります。

＊＊＊

72歳女性・Hさん

お医者さんから健康に気をつかった食事を勧められたので、しょっぱいものや脂っこいものを控えるようにして、とにかく体にいいといわれるものだけを食べようと躍起になっていた時期がありました。

でも、それまでの食生活をガラッと変えるのは思いのほか難しかったです。好きでもないものを無理して食べたり、自分でルールを厳しく設けてしまったりして、毎日の食事が嫌になり、ストレスに感じるようになりました。

結果的に健康になるどころか体のコンディションは悪くなる一方で、とくに肉料理を食べる回数が減ったせいか、みるみるうちに手足が細くなってしまいました。

そのときになってみて、ようやく自分自身でも気づいたのです。

「これはやり方を間違えているのではないか」と。

そして、改めてお医者さんにしっかり相談したうえで、食事療法としての食事制限のあり方を学ばせていただきました。

＊＊＊

腎臓病は、ステージによっては食べるものを慎重に吟味しなければなりません。そういった意味では、確かに厳しい食事制限と感じてしまうこともあると思います。

しかし、食べることが億劫になって、食事自体がおろそかになるのは考えものです。


高齢者はもちろんのこと、腎臓病に罹患している人は筋力の低下が著しいため、食が細くなれば体重とともに筋肉量が落ちてい

くスピードにも拍車がかかります。

とくに高齢者はサルコペニア（全身の筋肉や身体機能が低下した状態）が悪循環を招き、日常生活の基本的な動作に支障が出たり、介護が必要になってしまったりします。

そればかりか、認知症や骨粗しょう症、糖尿病など、健康寿命を左右する大きな病気を併発しやすくなるので、非常に危険です。

そのため高齢者の食事療法では、きちんとごはんを食べて、生きていくために必要なエネルギーと栄養素をしっかり摂ることが基本のキといえます。

この基本を守ったうえで、腎臓に負担のかからない食事術を身につけていくようにしましょう。

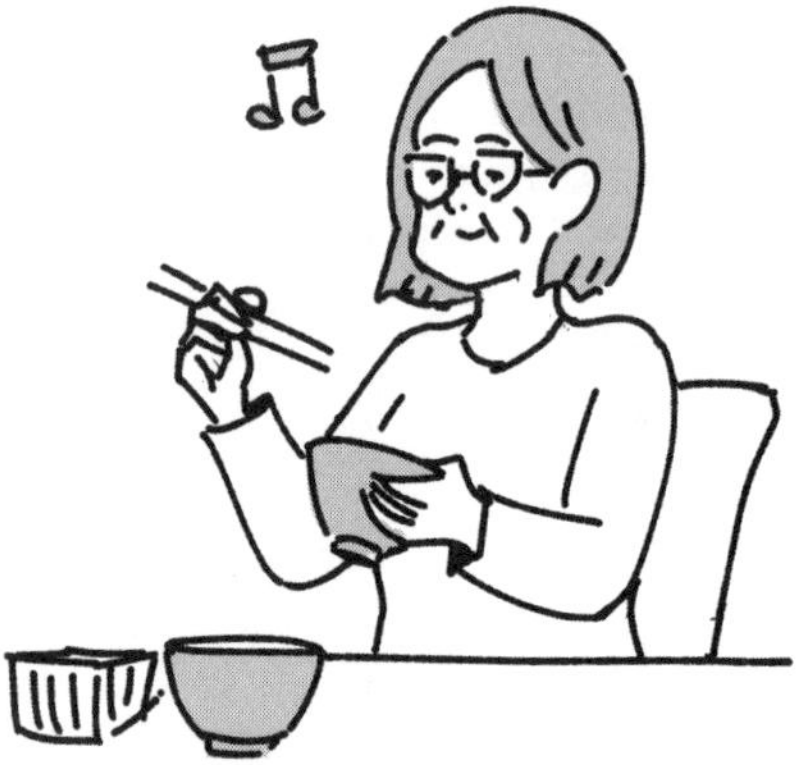

食事制限で最も重要なのは
しっかりとごはんを食べること

肝心なのは塩分、たんぱく質、エネルギーのコントロール

腎臓リハビリにおける食事療法でポイントとなるのは次の3つです。

・塩分 ⇓ 1日の摂取量は6g未満を目標にする
・たんぱく質 ⇓ 適量を守り、アミノ酸スコアが高いものを選ぶ
・エネルギー ⇓ カロリー制限は少なくなりすぎることにも注意が必要

はじめにお断りさせていただくと、腎臓病を患っている患者さんの食事療法はとても繊細です。栄養の摂り方や食事指導は腎臓病のステージや状況によっても

異なり、例えば透析療法へと移行した場合は、一転して制限を緩めなければなりません。

いずれにしても一概に「こうすればいい」と言えるものではなく、患者さんの年齢や性別、病状、合併している病気の有無などによって指導内容は変わります。

したがって、腎臓病で通院されている方は自己判断せず、必ず主治医や管理栄養士に指導を受けるようにしましょう。

ほとんどの日本人が塩分を過剰に摂取している

腎機能の状態がどのステージであったとしても、また腎臓病を患っていない健康体であったとしても、すべての人が第一に考えなければいけないのが減塩です。

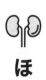

日本は〝塩分大国〟ともいわれるように、ほとんどの人が塩分過多の食事をとっています。

厚生労働省が実施した令和5年の国民健康・栄養調査の結果によると、食塩摂取量の平均値が9・8gであり、男性が10・7g、女性が9・1gと世界保健機関（WHO）が定める規定値（食塩相当量で5g未満）の約2倍となっていました。

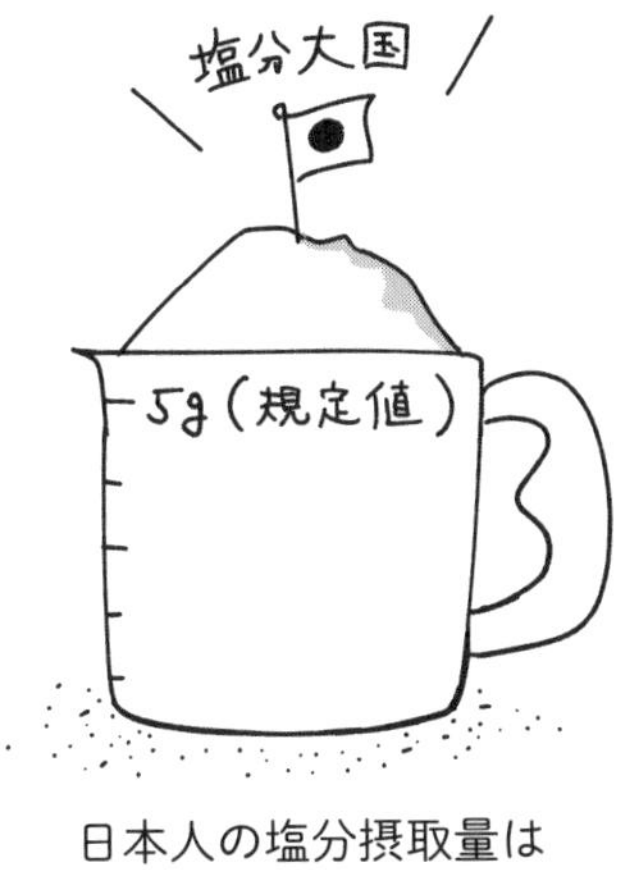

日本人の塩分摂取量は
規定値を大幅に超えている

塩分を摂りすぎると必然的に血液中の塩分濃度も高くなるので、過剰摂取分を排出しようと腎臓の糸球体や尿細管に大きな負担を強いてしまいます。

また、過剰な塩分は血圧上昇の誘因となりやすく、腎機能の低下を早める原因にもなります。

さらに加えれば、高血圧そのものが慢性腎臓病の発症原因となり、すでに罹患している場合は病態を悪化させてしまうことも念頭に置くべきでしょう。

＊＊＊

65歳男性・Sさん

塩分の制限を始めたばかりのころは薄味でおいしくないし、料理自体も味気ないと感じていました。それでも1週間、1か月と続けていると食材そのものの旨味を楽しめるようになり、今は季節を意識した料理にはまっています。

おかげで献立が偏りにくくなりましたし、旬の食材はおいしいうえに栄養価が高いのがうれしいですね。

あと、とても驚いたことがあります。今まで大好きだった某外食チェーン店の料理が、しょっぱすぎて食べられなくなったのです。

私の味覚が塩気を感じやすくなっただけなのだと思いますが、味付けを間違えて提供されたのではないかと勘違いしたほどでした。

薄味には慣れると聞いたことがありましたが、むしろ「今までこんなに濃い味のものを食べ続けていたのか」というほうが衝撃でしたね……。

＊＊＊

塩気にはおいしいと感じさせるメカニズムがあるとされており、健康的なイメージのある和食においても、味噌や醤油といった塩分の多い調味料が重宝されています。

日本のソウルフードである味噌汁や漬物、梅干し、佃煮、塩鮭など、朝食の定番とされるメニューにも塩分過多のものが多いので注意しなければなりません。

なんとなく「体にいいはず！」と思い込んで続けていた食生活が、じつは腎臓の負担になっていたと考えると怖いですよね。

また、Sさんもおっしゃっているように、日本人は濃い味付けに慣れてしまっているため、塩分の濃淡でおいしいか、おいしくないかを判断しがちです。

外食チェーン店もすべてが悪というわけではありませんが、食べた瞬間に「おいしい！」と感じるように味付けが濃く調整されているものが多いので、必然的に塩分も過剰に摂取してしまうことは事実としてあるでしょう。

減塩商品の落とし穴に気をつけよう

ここでみなさんにお尋ねします。

理想的な1日の塩分摂取量は何グラムでしょう。

普段あまり料理をしない方にとっては、いきなりグラム数を問われてもピンとこないかもしれませんね。

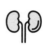

目安をひとつお伝えすると、ティースプーン1杯がだいたい5gです。

「あれで5gなら、もっと多いに決まっているよね。さすがに10杯はやりすぎかもしれないけど、3～4杯（つまり15～20g）くらいなら許容範囲内なんじゃないの？」

そのように思った方もいるのではないでしょうか。


答えをいいます。

ずばり「6g」です。

そう、基準はとても少なく設定されているのです。

だから、塩分に気をつかわない食生活を送っていると、6gなんてあっという間にオーバーしてしまいます。


また、ただ単に減塩食品や減塩調味料を選んでしまうと、思わぬ落とし穴にはまってしまうことがあるので注意してください。

例えば、食品に含まれる塩分の多くが塩化ナトリウムですが、減塩を謳った商品のなかにはしょっぱさを演出するために、塩化ナトリウムの代わりに塩化カリ

ウムを使用しているものが少なくありません。

ほかにも、塩分の代わりに旨味だしで味付けをしている商品も要注意です。

だしとしてよく使われる昆布にはカリウムが豊富なので、塩分が減ったとしても代わりにカリウムの摂取量が増えてしまうことになります。

腎機能が低下している場合には、カリウムの摂取制限をしなければなりません。

とくに、慢性腎臓病のステージG3b以降ではカリウムの過剰摂取は禁忌です。

減塩食品や減塩調味料を購入する際には、栄養成分や原材料の項目でカリウムの量を確認することがとても重要になります。商品によって

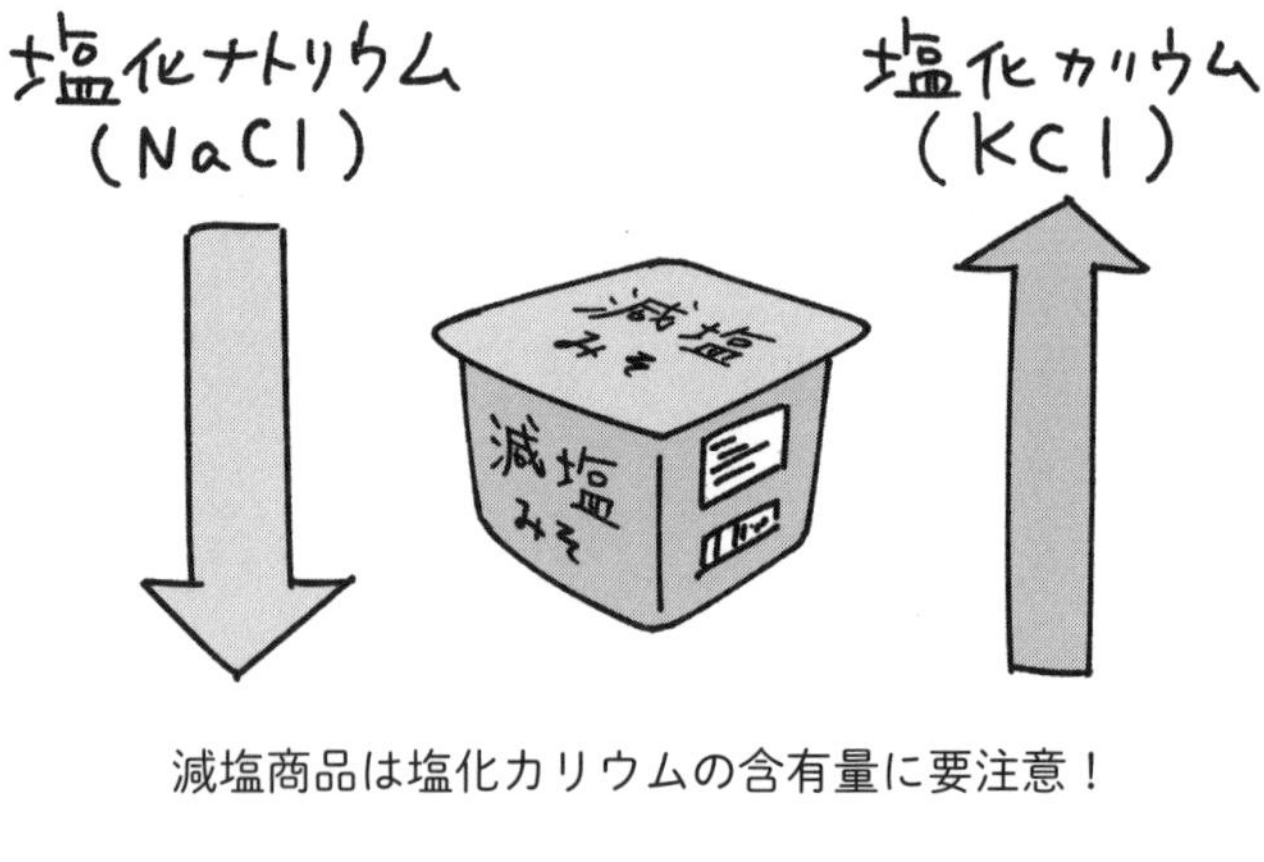

減塩商品は塩化カリウムの含有量に要注意！

は「塩化カリウム不使用」とはっきり書かれているものもあるので、そういったものを選ぶようにしてください。

減塩にばかり気を取られてしまい、カリウムによって腎臓を傷める事態に陥ることがないように気をつけましょう。

香辛料を使った初歩的な減塩テクニック

私が塩分を控えるコツとしておすすめしているのは、辛い調味料をうまく使用することです。

ラー油や唐辛子、胡椒、山椒、タバスコ、カレー粉などの香辛料は塩分量が少なく、香りや風味が旨味として引き立つので、減塩術として気軽に取り入れることができます。

それにとどまらず、多くの香辛料に含まれるカプサイシンには、高齢者の事故

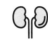

となりやすい誤嚥を減らす効果があります。

また、辛い味付けによって食事のスピードが落ち着けば、血糖値も上がりにくくなります。

腎臓にとっては、プラスになることしかないのです。

実際に、私自身も長いこと、ラー油と山椒を愛用しています。

その2つを混ぜて作ったソースは食欲をそそる絶妙な辛さで、とくに冷ややっこなどの豆腐料理、キャベツや大根のサラダにかけて食べるのがお気に入りです。

あとはニンニクやショウガを刻んだり、すりおろしたりしたものも使い勝手がいいのでおすすめです。わざわざ用意するのが面倒なときは、市販のチューブタイプのものを活用するといいでしょう。

「唐辛子は好きだけど、山椒は苦手……」

そんなふうに香辛料によって好き嫌いがあると思いますので、私の真似をしてラー油と山椒にこだわる必要はなく、みなさんの好みに合わせて試してみてください。

「辛さがあまり得意ではないので、先生からアドバイスされたものの、なかなか辛い調味料には手が出せませんでした。

そんなとき、友人が緑色の瓶に入ったタバスコの存在を教えてくれたのです。試してみたら、辛さはマイルドで、ほどよい酸味もあってとてもおいしかった。しかも、洋食だけでなく和食にもけっこう合うんです。

それ以来、何本も買い足して重宝しています。1日の塩分摂取量が減ったことは間違いありません」

こんな患者さんもいらっしゃったので、参考にしてみてはいかがでしょうか。

たんぱく質を減らす際の注意点

たんぱく質は、髪の毛の健康や皮膚のターンオーバー、筋肉の強化や維持など体のあらゆる組織を構成するために必要な栄養素です。

そして、たんぱく質が体内でエネルギーへと変換されたあとには、血中尿素窒素（BUN）やクレアチニン（Cr）といった老廃物が発生します。

これらの老廃物は腎臓にある糸球体によってろ過されて体外に排泄されますが、腎機能が低下していると血液中に溜まってしまい、腎不全を引き起こす原因となります。

そのため腎機能の低下がみられる場合は、たんぱく質の摂取を制限する必要があり、じゅうぶんにろ過できるよう糸球体の負担を減らしてあげなければなりません。

一方で、「たんぱく質を減らせばいい」と極端に摂取制限を強いるのも危険です。

たんぱく質（Protein）、脂質（Fat）、炭水化物（Carbohydrate）は、私たちが活動する際のエネルギー源となる三大栄養素です。健康に過ごすためにはどれも必要不可欠な栄養素であり、なにかをゼロにしてもいいというものではありません。

健康に配慮した食生活の指標を〝ＰＦＣバランス〟というように、あくまでもそれぞれをバランスよく調整することが求められます。

「食事制限は食事の量を減らすことではない」

そのようにお伝えしたのは、たんぱく質と筋肉量の関連性があるからです。

体はエネルギー不足になると自らの筋肉（たんぱく質）を分解し、そこから不

足分のエネルギーを補おうとします。

また、たんぱく質は筋肉の増強に不可欠なものなので、本来であれば高齢者は積極的に摂取しなければならない栄養素といえます。

たんぱく質を過剰に制限してしまうと筋力の低下を招くため、必然的にサルコペニア（全身の筋肉や身体機能が低下した状態）やフレイル（心身の活力低下）に陥る可能性が高まります。

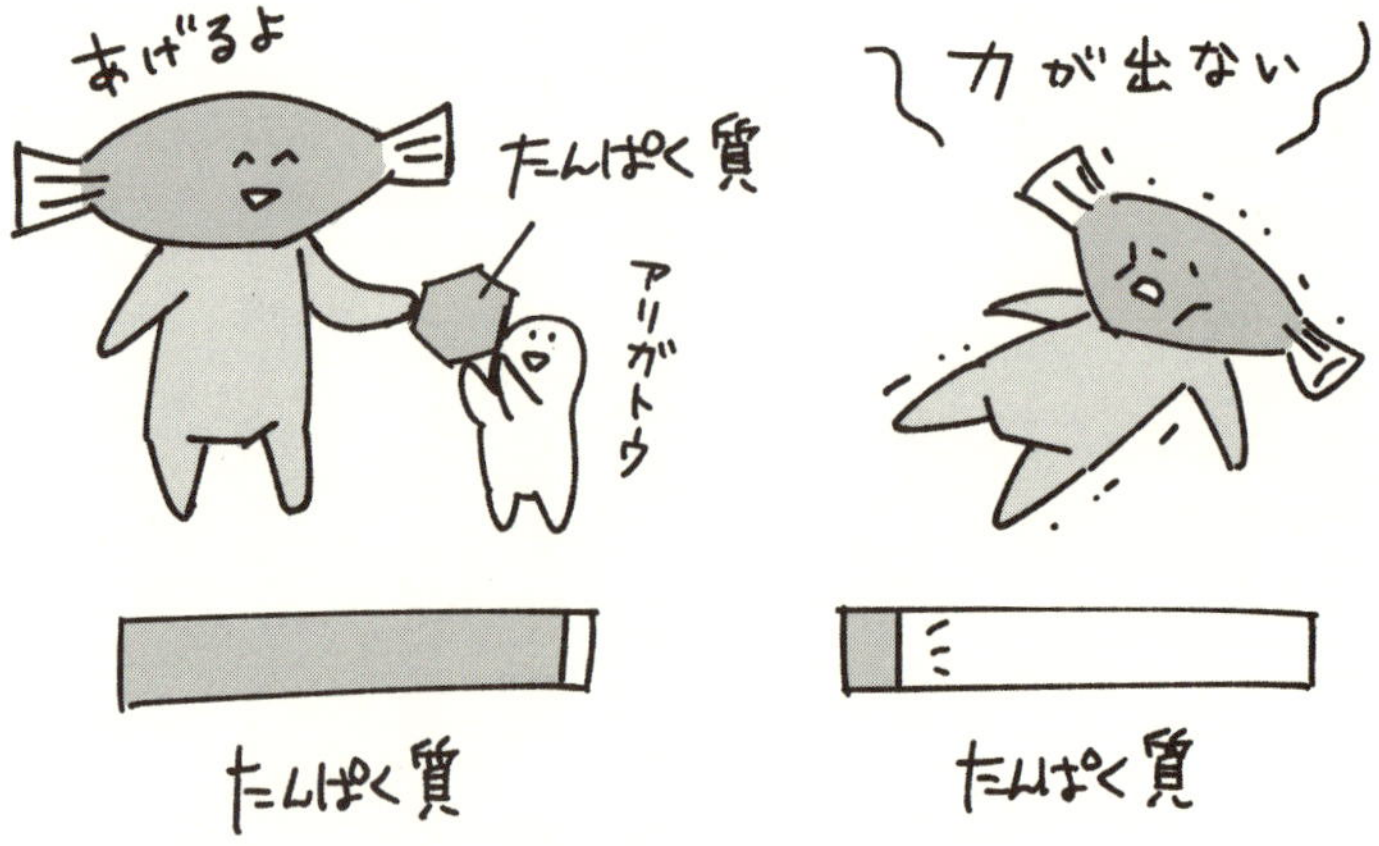

エネルギーが不足すると筋肉は身を粉《こ》にしてしまう

１日のたんぱく質摂取量の基準値を知ろう

摂りすぎず、摂らなさすぎず——自分に合ったたんぱく質の必要量を把握しましょう。

健康な人にはたんぱく質の積極的な摂取を推奨しますが、慢性腎臓病の診断を受けている患者さんには、そういうわけにはいきません。

当然、注意や制限が必要になってきます。

腎機能のステージごとにみる１日のたんぱく質摂取量の基準値は次のとおりです（腎機能の各ステージについてはＰ２９８～３０１の推算糸球体ろ過量（ｅＧＦＲ）年齢別早見表を参照ください）。

ステージＧ１　⇓　摂りすぎに注意する（目安は標準体重１kgあたり１・３g未満）

ステージG2　⇓　摂りすぎに注意する（目安は標準体重1kgあたり1・3g未満）
ステージG3a　⇓　標準体重1kgあたり0・8〜1・0g
ステージG3b　⇓　標準体重1kgあたり0・6〜0・8g
ステージG4　⇓　標準体重1kgあたり0・6〜0・8g
ステージG5　⇓　標準体重1kgあたり0・6〜0・8g

標準体重は身長（m）×身長（m）×22で算出します。

例えば、身長が167㎝の人であれば、「1・67×1・67×22＝61・3558」となるため、標準体重は約61kgとなります。

これを腎機能のステージごとに当てはめてみると、ステージG3aの人は「61×0・8〜1・0＝48・8〜61・0g」となり、上限値の61g未満に制限しなければなりません。

同様に計算すると、ステージG3b以降の人は48・8g未満に制限し、ステージG1とステージG2の人は79・3g未満の摂取が目安となります。

また、サルコペニアの疑いがある場合はたんぱく質不足による筋力低下が懸念されるので、ステージG3aとステージG3bの人に限り、診断によっては1日のたんぱく質摂取量の基準値が1・3gにまで緩められることもあります。

慢性腎臓病（CKD）の人は
たんぱく質の過剰摂取に要注意！

	1日のたんぱく質摂取量の基準値	
ステージ	G1 （GFR ≧ 90）	摂りすぎに注意する （目安は標準体重1kgあたり1.5g）
	G2 （GFR60~89）	摂りすぎに注意する （目安は標準体重1kgあたり1.5g）
	G3a （GFR45 ～ 59）	標準体重 1kg あたり 0.8 ～ 1.0g （サルコペニアの場合は 1.3g）
	G3b （GFR30 ～ 44）	標準体重 1kg あたり 0.6 ～ 0.8g （サルコペニアの場合は 1.3g）
	G4 （GFR15 ～ 29）	標準体重 1kg あたり 0.6 ～ 0.8g （サルコペニアの場合は 0.8g）
	G5 （GFR ＜ 15）	標準体重 1kg あたり 0.6 ～ 0.8g （サルコペニアの場合は 0.8g）

注）サルコペニアで緩和するCKDは、GFRと尿たんぱくだけでなく、腎機能低下速度や末期腎不全の絶対リスク、死亡リスクやサルコペニアの程度から総合的に判断する

・標準体重は「身長（m）×身長（m）× 22」
・腎機能の各ステージについてはP298 ～ 301の推算糸球体ろ過量（eGFR）年齢別早見表をチェック

調整食品はメリットの宝庫！

慢性腎臓病のステージG3a以降の患者さんは、1日のたんぱく質摂取量に制限をかけなければなりません。

例えば、前項でサンプルとした身長167㎝かつステージG3b以降で標準体重が61kgの場合は、1日に摂取していいたんぱく質の上限が48・8gでした。

ごはんやパン、麺類といった主食にも多くのたんぱく質が含まれているため、これは実践してみるとなかなかにシビアな数字といえるでしょう。

そこで注目したいのが〝調整食品〟です。

調整食品とは食事内容のコントロールが必要な人に向けた治療用特殊食品のこ

とで、最近ではさまざまなメーカーからたんぱく質を抑えた商品が販売されています。

ごはんやパン、麺類といった主食はもちろんのこと、お菓子やジュースといった嗜好品のラインナップも豊富です。

例えば、キッセイから発売されている低たんぱく質のパックごはん『ゆめごはん1／35トレー』は、1食（180g）あたりのたんぱく質が0・13gしかありません。

通常の白米を炊いたごはん1杯（約180g）のたんぱく質含有量は約4・5gなので、それを朝・昼・晩と3食で1杯ずつ食べると約13・5gも摂取してしまいます。

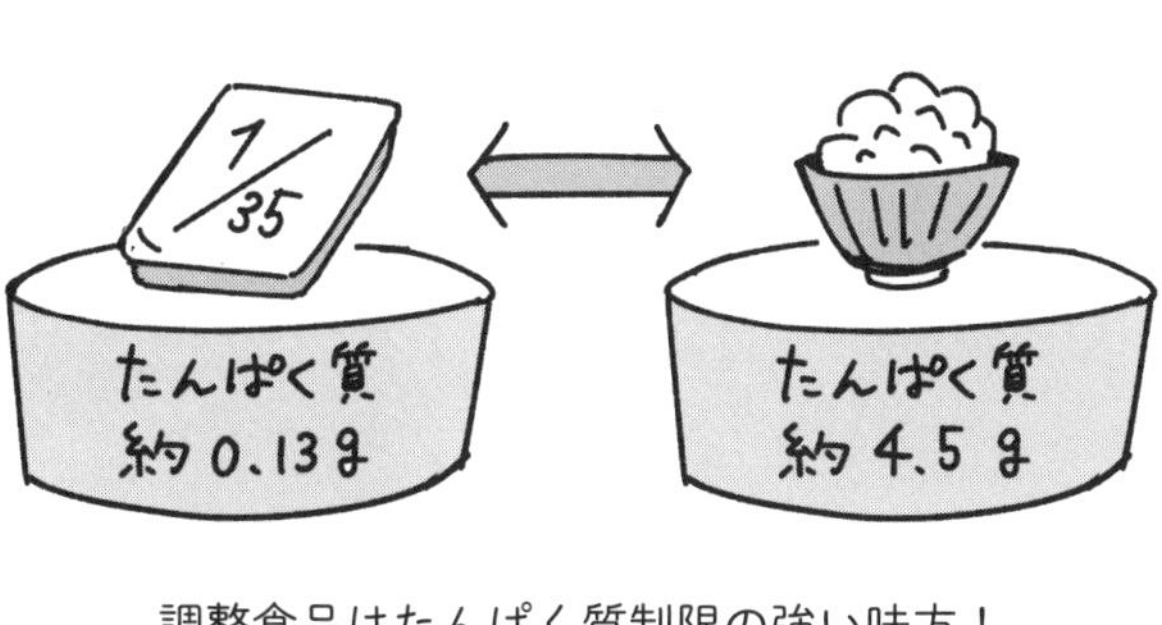

調整食品はたんぱく質制限の強い味方！

つまり、『ゆめごはん1／35トレー』と比較した場合には、1食でなんと約4・37g、1日で約13・11gもの差ができてしまうのです。

主食の量を減らすことがないため、食細りやエネルギー不足にならない。

たんぱく質の摂取量を主食で減らせるため、そのぶんを肉や魚、卵、乳製品といった好きなおかずで楽しめる。

市販品を使うことで手間がかからないため、家族間で食事を作り分ける労力がなくなる。

などなど、調整食品を活用するメリットはたくさんあります。

この本でもいくつかの調整食品を紹介するので、ぜひ参考にしてみてください。

たんぱく質調整食品を上手に使おう！

ゆめごはん1/35トレー

栄養成分	エネルギー	299 kcal
	たんぱく質	0.13g
	脂質	0.9g
	炭水化物	72.5g
	カリウム	0.2 ～ 0.7mg
	リン	22mg
	食塩相当量	0g

※1食180gあたり

ゆめごはん1/25トレー

栄養成分	エネルギー	292 kcal
	たんぱく質	0.2g
	脂質	0.7g
	炭水化物	71.1g
	カリウム	0 ～ 0.7mg
	リン	27mg
	食塩相当量	0g

※1食180gあたり

常温保存キッセイ ゆめ1/5（炊飯米）

栄養成分	エネルギー	353 kcal
	たんぱく質	1.1g
	脂質	2.3g
	炭水化物	82.8g
	カリウム	3.7 ～ 5.9mg
	リン	42mg
	食塩相当量	0.025 ～ 0.042g

※1食100gあたり

1/12.5越後ごはん

栄養成分	エネルギー	281.8 kcal
	たんぱく質	0.36g
	脂質	0.8g
	炭水化物	68.2g
	カリウム	2.9mg
	リン	13mg
	食塩相当量	0.01g

※1食180gあたり

1/25越後ごはん

栄養成分	エネルギー	292 kcal
	たんぱく質	0.18g
	脂質	0.4 ～ 1.3g
	炭水化物	70.4g
	カリウム	0mg
	リン	23mg
	食塩相当量	0.005 ～ 0.009g

※1食180gあたり

1/40越後ごはん

栄養成分	エネルギー	232 kcal
	たんぱく質	0.09g
	脂質	0.8g
	炭水化物	56.1g
	カリウム	0mg
	リン	19mg
	食塩相当量	0.01g

※1食150gあたり

ジンゾウ先生の
でんぷんお餅

栄養成分	エネルギー	205 kcal
	たんぱく質	0.1g
	脂質	1.4g
	炭水化物	48g
	カリウム	3mg
	リン	9mg
	食塩相当量	0.1g

※ 100g（2 個）あたり

越後の食パン

栄養成分	エネルギー	268 kcal
	たんぱく質	0.37g
	脂質	5.9g
	炭水化物	54.2g
	カリウム	14mg
	リン	6mg
	食塩相当量	0.7g

※ 100g（2 枚）あたり

ゆめベーカリー
たんぱく質調整食パン

栄養成分	エネルギー	248 kcal
	たんぱく質	0.5g
	脂質	5.6g
	炭水化物	49.9g
	カリウム	15mg
	リン	27mg
	食塩相当量	0.05g

※ 100g（1 枚）あたり

ゆめベーカリー
たんぱく質調整丸パン

栄養成分	エネルギー	140 kcal
	たんぱく質	0.2g
	脂質	3.2g
	炭水化物	28.3g
	カリウム	8.5mg
	リン	16mg
	食塩相当量	0.02 ～ 0.05g

※ 50g（1 個）あたり

げんたそば

栄養成分	エネルギー	350 kcal
	たんぱく質	2.4g
	脂質	0.2 ～ 1.1g
	炭水化物	83.7g
	カリウム	93mg
	リン	51.5mg
	食塩相当量	0.01 ～ 0.02g

※乾麺 100g あたり

げんたうどん

栄養成分	エネルギー	363 kcal
	たんぱく質	1.4g
	脂質	3.4g
	炭水化物	81.8g
	カリウム	55mg
	リン	48mg
	食塩相当量	0.07g

※乾麺 100g あたり

げんたそうめん

栄養成分	エネルギー	368 kcal
	たんぱく質	1.6g
	脂質	3.9g
	炭水化物	81.6g
	カリウム	56mg
	リン	53mg
	食塩相当量	0.06g

※乾麺 100g あたり

即席げんたやきそば

栄養成分	エネルギー	355 kcal
	たんぱく質	3.3g
	脂質	16.6g
	炭水化物	48.4g
	カリウム	64.4mg
	リン	43.6mg
	食塩相当量	1.5g

※ 1 食 72.2g あたり

アプロテン たんぱく調整
スパゲティタイプ

栄養成分	エネルギー	365 kcal
	たんぱく質	0.4g
	脂質	1.2g
	炭水化物	88.2g
	カリウム	18mg
	リン	14mg
	食塩相当量	0.01g

※ 100g あたり

ジンゾウ先生の
でんぷんノンフライ麺

栄養成分	エネルギー	305 kcal
	たんぱく質	0.3g
	脂質	1.4g
	炭水化物	73g
	カリウム	18mg
	リン	56mg
	食塩相当量	0.1g

※ 1 袋 85g あたり

たんぱく質調整
純米せんべい サラダ味

栄養成分	エネルギー	100 kcal
	たんぱく質	0.2g
	脂質	7.2g
	炭水化物	9.7g
	カリウム	22mg
	リン	5mg
	食塩相当量	0.05g

※ 5 枚あたり

たんぱく調整チョコレート

栄養成分	エネルギー	33 kcal
	たんぱく質	0.07g
	脂質	2.5g
	炭水化物	2.7g
	カリウム	5.4mg
	リン	3mg
	食塩相当量	0.001g

※ 1 枚あたり

ニューマクトンクッキー バナナ味

栄養成分	エネルギー	50 kcal
	たんぱく質	0.3g
	脂質	2.8g
	炭水化物	6.0g
	カリウム	4mg
	リン	3mg
	食塩相当量	0.01g

※1個あたり

やわらかサブレ（カルシウム入り）ココア味

栄養成分	エネルギー	95 kcal
	たんぱく質	1g
	脂質	6g
	炭水化物	9.3g
	カリウム	34mg
	リン	18mg
	食塩相当量	0.06g

※1枚あたり

リングドーナツ カルシウム入り プレーン

栄養成分	エネルギー	104 kcal
	たんぱく質	1.7g
	脂質	5.4g
	炭水化物	12.2g
	カリウム	26mg
	リン	19mg
	食塩相当量	0.2g

※1個25gあたり

カルシウムどら焼き 鉄入り つぶあん

栄養成分	エネルギー	63 kcal
	たんぱく質	1.4g
	脂質	0.9g
	炭水化物	12.4g
	カリウム	26mg
	リン	23mg
	食塩相当量	0.08g

※1個あたり

エナチャージ160 アップル風味

栄養成分	エネルギー	160 kcal
	たんぱく質	0g
	脂質	0g
	炭水化物	42.3g
	カリウム	21mg
	リン	0mg
	食塩相当量	0.08g

※1本165gあたり

元気ジンジン レモン

栄養成分	エネルギー	125 kcal
	たんぱく質	0g
	脂質	0g
	炭水化物	35.4g
	カリウム	9mg
	リン	2.2mg
	食塩相当量	0g

※1本100㎖あたり

アミノ酸スコア100の食品で良質なたんぱく質を摂取する

たんぱく質が、筋肉をはじめとした体のあらゆる組織を構成するために必要な栄養素であることはお話ししました。

でも、髪や皮膚、爪、あとは臓器のかたちなどもさまざまなので、とても同じ材料で作られているようには思えませんよね。

「そもそもたんぱく質とはなんなのか？」

このような疑問も抱くことでしょう。

ずばり、たんぱく質とは20種類のアミノ酸が鎖状に結びついた高分子化合物のことです。それらが異なる数や種類、配列などで体のあらゆる組織を作り上げています。

　ちなみに、ヒトの体を構成する20種類のアミノ酸のうち、必須アミノ酸と呼ばれる9種類（イソロイシン、ロイシン、リジン、スレオニン、トリプトファン、メチオニン、フェニルアラニン、バリン、ヒスチジン）は、体内で合成することができないので、食事から摂取しなければなりません。

　そのため必須アミノ酸をバランスよく含んでいるたんぱく質は、良質なものとして重宝されます。

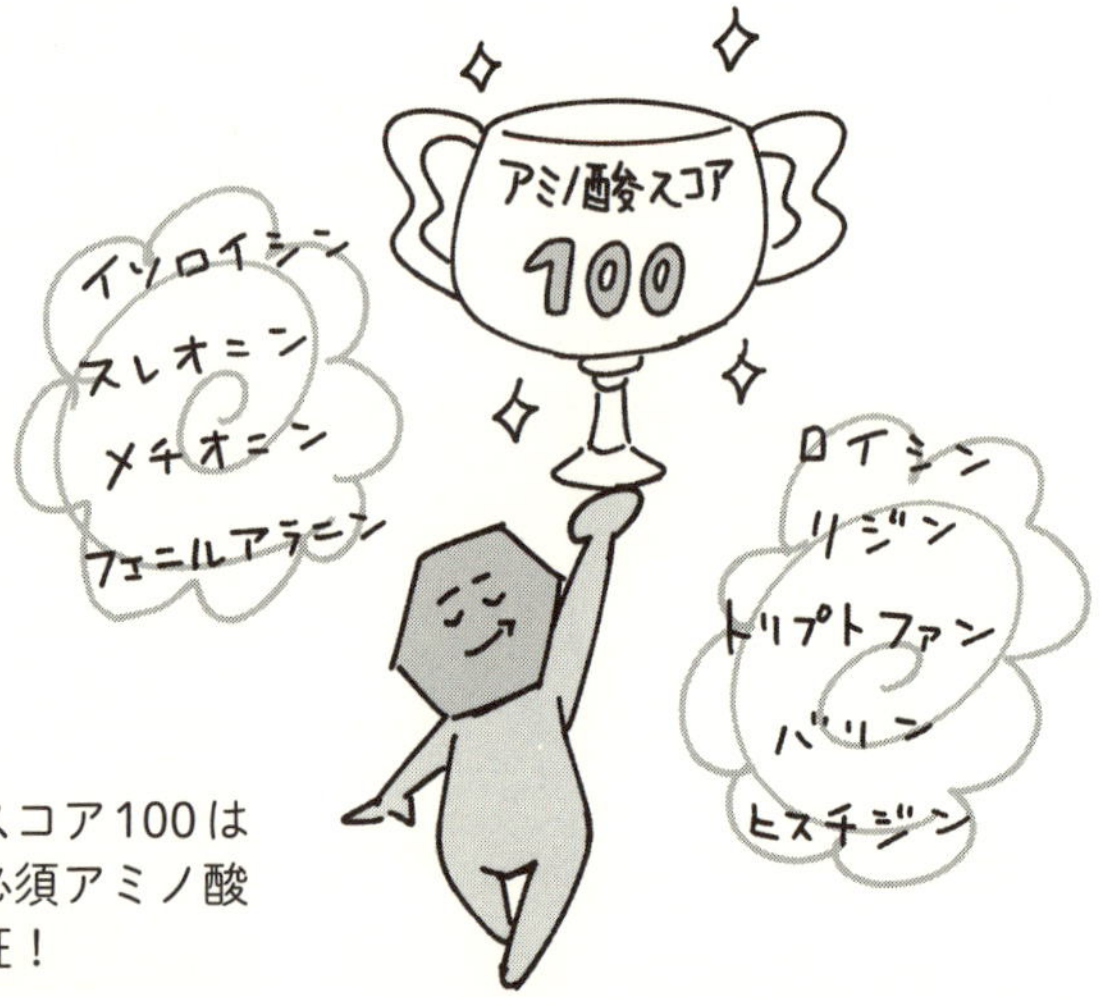

アミノ酸スコア100は
すべての必須アミノ酸
が満点の証！

たんぱく質の良しあしは「アミノ酸スコア」という指標で評価され、そのスコアが高ければ高いほど良質なたんぱく質であることを意味します。

アミノ酸スコアの最大値は100なので、〝アミノ酸スコア100〟というのは9種類の必須アミノ酸がすべて最大値に達していることの証明です。

例えば、8種類の必須アミノ酸が100を記録していたとしても、残り1種類が満たせていなければ、アミノ酸スコア100の名目は得られません。

慢性腎臓病の患者さんは、ステージG3a以降でたんぱく質の摂取量に制限がかかるので、いかに少量で良質な必須アミノ酸を摂れるかがポイントになります。

次のページでアミノ酸スコア100の食品で推奨できるものをリストアップしているので、良質なたんぱく質源として覚えておきましょう。

アミノ酸スコア 100 の食品で

良質なたんぱく質を摂取しよう

いも類	サツマイモ
	サトイモ
	ジャガイモ
	自然薯
豆類	大豆
	インゲンマメ
	エンドウ
	ソラマメ
	あずき
肉類	牛肉（モモ）
	牛肉（ヒレ）
	牛肉（ランプ）
	豚肉（モモ）
	豚肉（ヒレ）
	鶏むね肉
	鶏ささみ
	馬肉
	ラム肉（モモ）
	クジラ肉
	鹿肉
卵類	うずら卵
	鶏卵

魚類	マグロ
	サンマ
	ブリ
	ウナギ
	サバ
	イワシ
	ニシン
	サワラ
	カツオ
	タイ
	シシャモ
	ホッケ
	アジ
	サケ
	ヒラメ
	アユ
	カレイ
	タラ
	キス
	カジキ
	ハモ
	フグ

※『日本食品標準成分表（八訂）増補 2023 年』を参考に作成

毎日のエネルギーはどれくらい必要なの？

腎臓リハビリにおける3つのポイントのうち、最後のひとつがエネルギー管理です。

エネルギーとは生命維持や身体活動に不可欠な熱量のことで、日常生活ではカロリー（cal）という単位を使って量が表されます。

腎臓の機能を守るためには、エネルギー摂取量に気を配らなければなりません。ただし、そのエネルギー摂取量の目安には個人差があり、太っている人であれば抑えなければなりませんし、逆にやせている人であれば増やす必要があるでしょう。

なかには食事制限の意味を勘違いして、食事量そのものを減らしてしまう人がいます。

「カロリー制限を意識するのが面倒くさいので、とにかく食べる量を減らすようにしています。それならば、自動的にカロリーをセーブできますよね？」

以前、真顔でこう話す患者さんにお会いしたことがあります。

ただちにその食生活をやめるようにお願いし、なぜそれがダメなのか、を丁寧に説明しました。

「対戦相手に振り込むのが嫌だからと安全牌《パイ》ばかりを切っていたら、いつまでたっても自分がアガれませんよね。攻めと守りを同時に意識しないと麻雀は勝てません。食事も同じです。極端なことはせず、食べることと抑えることのバランスをしっかり考えるようにしましょう」

麻雀をたしなむ方だったので、このようにたとえてみたら、すぐに理解してくださいました。

高齢者はもちろんのこと、腎臓病の患者さんにとっては、筋肉量の低下が解決しなければならない大きなテーマになることは、くり返しお伝えしてきたとおりです。

そのため自分が必要とする適切な1日のエネルギー摂取量を知り、それに応じた食生活を継続させることがとても大切なのです。

1日の適切なエネルギー摂取量は「標準体重（kg）×標準体重1kgあたりに必要なエネルギー摂取量（kcal）」で求めることができます。

標準体重の算出方法は「腎機能のステージごとにみる1日のたんぱく質摂取量の基準値」のときに使用したものと同じで、身長（m）×身長（m）×22となります。

ちなみに、計算式の最後に使う22という数字は、身長と体重で導き出すＢＭＩ（体格指数）において理想とされる数値を当てはめています。

糖尿病を患っている場合は、年齢や性別、生活スタイルなどによって22よりも大きい数値を使うこともあるので、かかりつけの医師に診断を仰ぎましょう。

また、標準体重1kgあたりに必要なエネルギー摂取量は、その人の普段の生活における活動量（日常生活の労作）によって変わってきます。

さっそく次ページの計算式に当てはめ、あなた自身が1日に必要とする適切なエネルギー摂取量を算出してみてください。

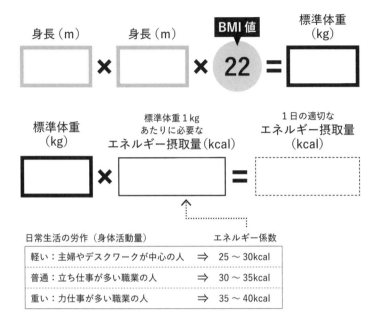

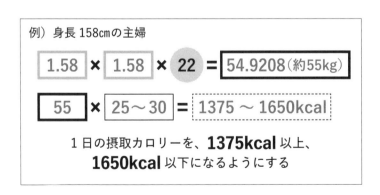

1日の適切なエネルギー摂取量を計算してみよう

身長（m） × 身長（m） × BMI値 22 ＝ 標準体重（kg）

標準体重（kg） × 標準体重1kgあたりに必要なエネルギー摂取量（kcal） ＝ 1日の適切なエネルギー摂取量（kcal）

日常生活の労作（身体活動量）		エネルギー係数
軽い：主婦やデスクワークが中心の人	⇒	25～30kcal
普通：立ち仕事が多い職業の人	⇒	30～35kcal
重い：力仕事が多い職業の人	⇒	35～40kcal

例）身長158㎝の主婦

1.58 × 1.58 × 22 ＝ 54.9208（約55kg）

55 × 25～30 ＝ 1375～1650kcal

1日の摂取カロリーを、**1375kcal**以上、**1650kcal**以下になるようにする

カロリーを抑えるコツは脂質にあり

エネルギー摂取量を調整するうえで、カロリーのコントロールは欠かせません。必要以上にエネルギーを摂取すれば肥満を招き、少なすぎても筋肉がやせて老廃物が増えるため、いずれにせよ腎臓の負担が大きくなってしまいます。

どちらかといえばカロリーを摂りすぎてしまうことで苦心する人が多いので、ここでは食事量を減らさずにカロリーを抑えるコツをお伝えしたいと思います。

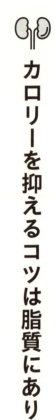

まずは肉類。アミノ酸スコアも高い食品なので重宝しますが、部位によっては必要以上にカロリーを摂ってしまう恐れがあります。

牛や豚はヒレ肉やもも肉、鶏は胸肉やささみが低脂質かつ高たんぱくでおすすめです。少し手間はかかりますが、皮や脂身の部分を取り除くことができれば、

脂質のカロリーはたんぱく質や炭水化物の約２倍！

たんぱく質		脂質		炭水化物
P		F		C
（Protein）	:	（Fat）	:	（Carbohydrate）
1g ＝ 4 kcal		**1g ＝ 9 kcal**		1g ＝ 4 kcal
1	:	**2**	:	1

より脂質を減らすことができるでしょう。

また、牛肉であれば、一般的に和牛よりも輸入牛のほうが脂質は少ないです。

「なぜ脂質を減らすことにこだわるのか？」

みなさんもなんとなく脂質はカロリーが高そうで、ジャンクフードや揚げ物、ケーキなどの洋菓子にも太りやすいイメージを持っているのではないでしょうか。

実際に、三大栄養素をカロリーの比率で考えると、「たんぱく質（Protein）：脂質（Fat）：炭水化物（Carbohydrate）」はおおよそ「１：２：１」となり、脂質は同じグラム数で約2倍のカロリーを

摂取してしまいます。

つまり、脂質量を減らすことがカロリーコントロールの近道なのです。


ほかにも魚介類は肉類より低脂質でカロリーを抑えやすく、とくにＤＨＡ（ドコサヘキサエン酸）やＥＰＡ（エイコサペンタエン酸）が多く含まれるサバやイワシなどの青魚は、生活習慣病を予防する観点からも理想的といえます。

ＤＨＡはＬＤＬ（悪玉）コレステロールを低下させるため、高血圧や動脈硬化を抑止する働きがあります。

また、ＥＰＡにはＤＨＡと同様の効果に加え、中性脂肪の低減や血栓の発症予防といった働きも見込めます。

＊＊＊

48歳男性・Kさん

健康診断で腎機能の数値が少し悪くなっていたので、「健康のためにもやせよう」と一念発起してジムの会員になりました。

ボディビルの大会に出るようなマッチョな人たちが筋力トレーニングに精を出している一方で、私と同じような目的でボディメイクに励んでいる人もたくさんいました。そういった環境は、私にとってもいい意味で刺激でした。

しかし、それが仇となったというと失礼ですが、徹底的に栄養管理しているマッチョな人たちのうわべだけをなぞって、間違った解釈で過度な脂質制限をしてしまったんですよ。

最初は体も引き締まって順調に感じていたんですが、そんな矢先に久しぶりに風邪を引いたら、いっこうに治らずに2週間もこじらせてしまったんですよね。

過度な脂質制限は免疫機能を落とすということは、あとになって知りました。

それからは自分に合ったPFCバランスをジムのトレーナーに相談し、いい意味で周囲に流されすぎず、自分のペースでジム通いを続けています。

もちろん、腎機能の数値は改善しましたよ！

＊＊＊

Kさんの事例からも注意していただきたいのは、**脂質を減らすのはあくまでもカロリーをコントロールしやすくするために行うことです。脂質の過度な制限や、脂質をまったく摂らないことが正解ではありません。**


三大栄養素のひとつであるように、脂質も体にとっては必要不可欠な栄養素で、おもに細胞膜やホルモンの構成成分として重要な役割を担っています。

具体的には脂質が不足すると、疲れやすくなったり、免疫力が落ちたりするだけでなく、脂溶性ビタミンが吸収されにくくなるためビタミン欠乏のリスクもあります。

腎臓のためには脂質の摂りすぎはもちろんのこと、摂取不足によるエネルギー不足で負担がかかってしまうことにも注意しなければなりません。

また、同じ脂として脂質を摂取するのであれば、コレステロール値の高いバターやラード、肉の脂身などの飽和脂肪酸でなく、アマニ油やエゴマ油、青魚などのαリノレン酸を多く含むオメガ3系の多価不飽和脂肪酸が良質な脂として推奨できます。

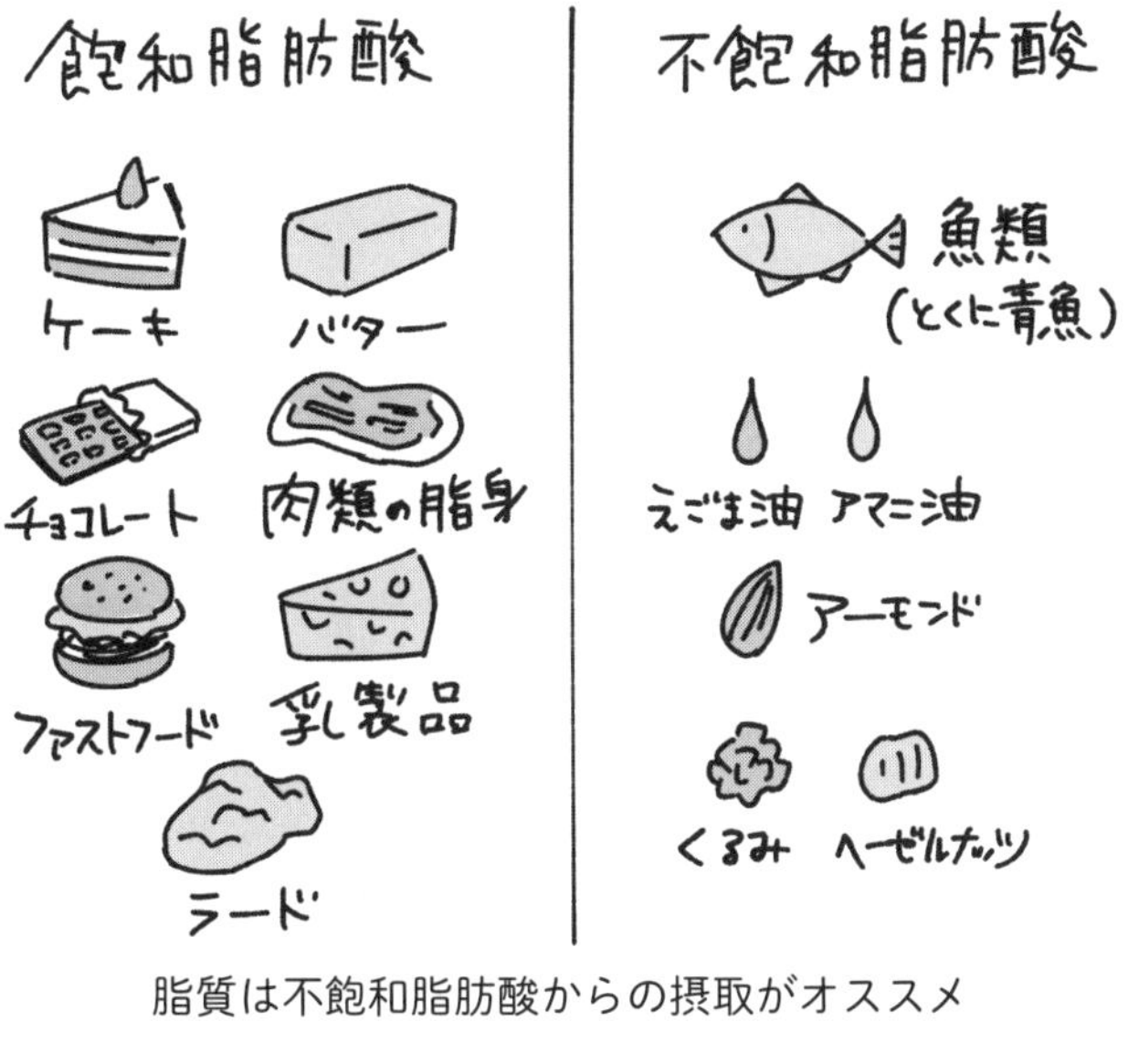

脂質は不飽和脂肪酸からの摂取がオススメ

腎臓の負担を増やすリン酸塩（無機リン）に要注意

ミネラルの一種であるリンはたんぱく質に含まれ、おもにカルシウムと結びつくことで骨や歯を形成するための材料となります。

腎臓が正常に働いていれば体内でリンの量は一定に保たれ、余分なリンは尿として体外に排泄されるため、とくに心配する必要はありません。

しかし、腎機能が低下した状態では体外に排泄されにくくなり、不要なリンがどんどん体の中に溜まっていってしまいます。

そのため、腎臓病の食事療法ではリンの過剰摂取に気を配らなければなりません。

腎機能が低下した状態でリンの過剰摂取が続くと、血液中のリンの濃度が基準値を超え、さまざまな病気を誘発する高リン血症を発症してしまう可能性があります。

例えば、高リン血症は骨粗しょう症や血管の石灰化を招く恐れがあります。骨粗しょう症が悪化して骨折や変形が進み、日常生活動作が困難になれば、寝たきりになってしまうこともあるでしょう。

また、リン酸カルシウムの石灰化によって動脈硬化が進めば、心筋梗塞や脳卒中の危険性も高まるでしょう。

さらに、多くの加工食品などで食品添加物として使用されるリン酸塩（無機リン）は、老化を加速させるともいわれています。

食品のラベルに記載された原材料に「リン○○」「pH調整剤」「結着剤」「かんすい」「乳化剤」「イーストフード」「酸味料」「香料」「膨張剤」といった表示がある場合は、

リン酸塩が含まれている可能性が高いので注意が必要です。
ハム、ベーコン、ソーセージといった加工肉、かまぼこ、ちくわ、さつま揚げといった練り製品、カップラーメンなどの保存食には、発色の安定や保水性・粘着性、防腐効果を向上させるためにリン酸塩が使われるケースが多いことも、併せて覚えておきましょう。

腎機能が正常な健康体であったとしても、リン酸塩は腎臓の負担を増やし、悪影響を及ぼしやすいため、常日頃から過剰摂取に注意しなければなりません。

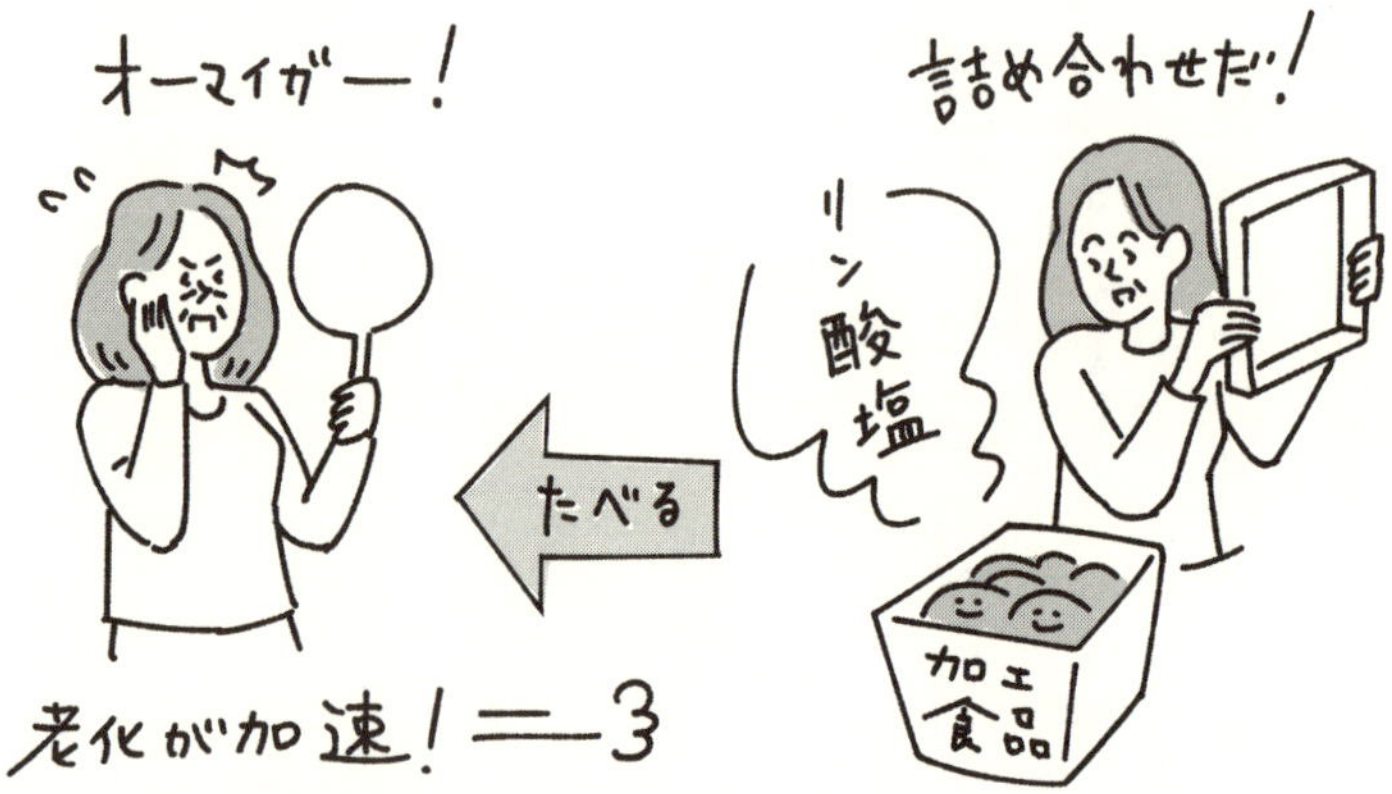

加工食品を食べ続けるといっきに老けてしまうかも?!

カリウムの良しあしは腎機能の状態によって変わる

P138でも〝減塩食品や旨味だしの思わぬ落とし穴〟として腎機能低下時のカリウム摂取の啓発をしましたが、改めてカリウムについて説明しておきましょう。

カリウムもリンと同様に人体に必要なミネラルの一種であり、細胞内液の浸透圧を一定に保つための調整や、神経や筋肉の調節、体液のpHバランスを保つ役割も果たしています。

また、ナトリウムを体外に排泄しやすくする作用があるため、塩分（塩化ナトリウム）を摂り過ぎた際の血圧コントロールなどにも役立ちます。

このように、元来は人体にとって有用なものなので、サプリメントなどでカリウムの余剰摂取をしておらず、腎機能が正常であれば制限を設ける必要はありません。

ステージG3b以降の人はカリウム摂取にも制限あり

	1日のカリウム摂取量の基準値	
ステージ	G1（GFR ≧ 90）	制限なし
	G2（GFR60 ～ 89）	制限なし
	G3a（GFR45 ～ 59）	制限なし
	G3b（GFR30 ～ 44）	2000mg 以下
	G4（GFR15 ～ 29）	1500mg 以下
	G5（GFR ＜ 15）	1500mg 以下

ただし、腎機能がステージＧ３ｂ以降に進行している場合は、不要なカリウムをうまく体外に排泄することができず、血液中のカリウム濃度が上がってしまいます。

そういった状態が続くと高カリウム血症の危険性が高まり、吐き気や手足のしびれ、脱力感、不整脈といった体の不調があらわれ、最終的には心不全などの重篤な病気を発症する可能性もあります。

カリウムは、藻類やいも・でん粉類、野菜類、果実類に多く含まれますが、水溶性のミネラルなので、水にさらしたり、茹でこぼしたり、食材の表面積大きくしたりすると水や湯に溶け出し、食材の量を減らさずにカリウムだけを減らすことができます。

また、**水分を飛ばして乾燥させているドライフルーツは成分が濃**

カリウムを減らす3つのコツ

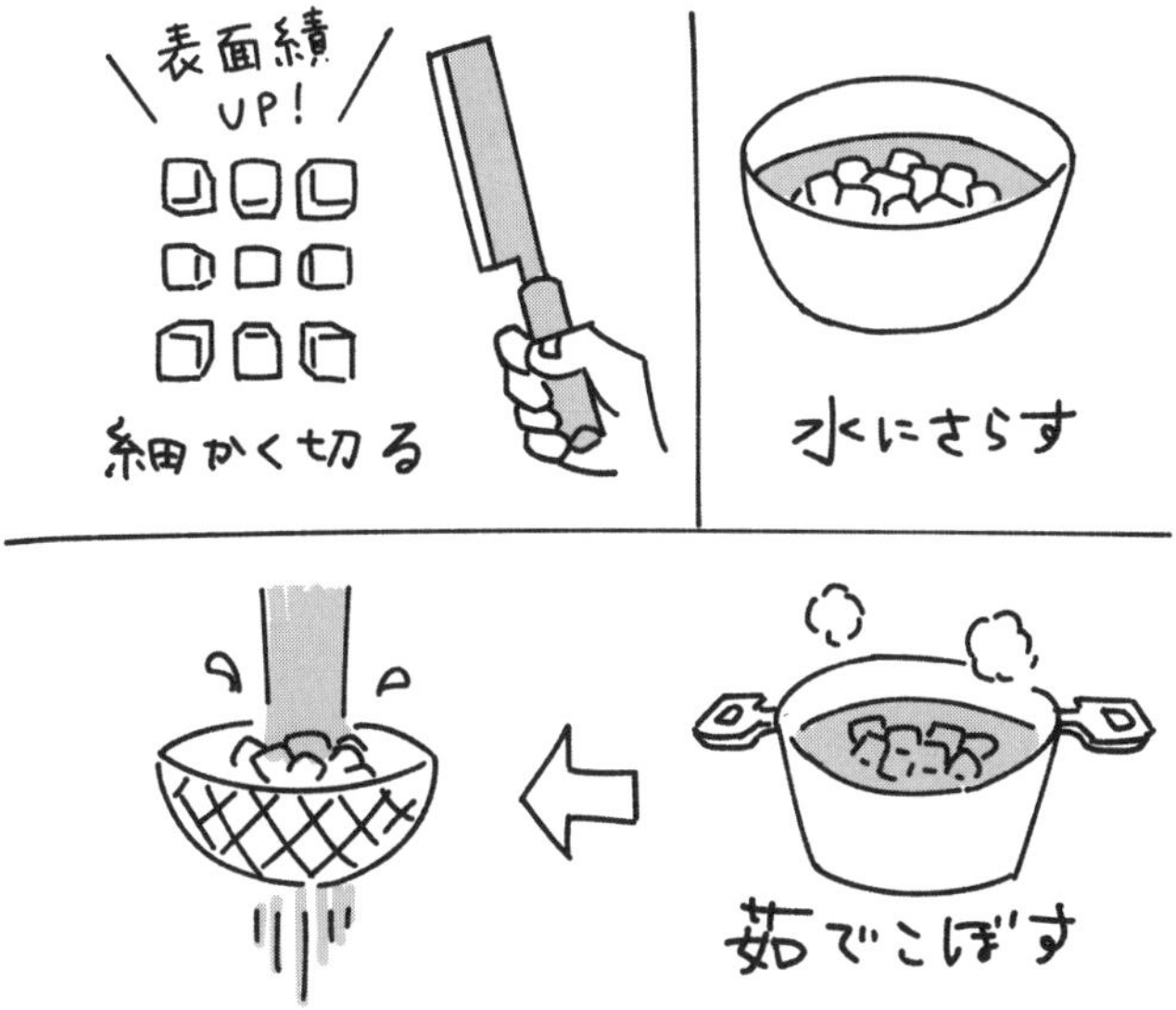

縮されているため、果実類のなかでもカリウムが豊富です。フルーツはカリウムの量に注意しながら、できれば生のものを選ぶようにしてください。

そのほか、一見すると健康に良さそうな野菜ジュースや果物ジュースにも注意してください。

こちらもカリウムが濃縮されています。糖質も多いので、控えるに越したことはありません。

おさらい

- 腎臓は内臓のなかでも食事の影響を大きく受けやすい
- 食事で摂り込んだ栄養素の良しあしは腎臓が選別している
- 腎臓リハビリは運動療法と食事療法のどちらかを頑張るだけでは不十分
- 食事制限は食事の量を減らすことではない
- 腎臓リハビリではきちんと食事をすることが基本のキ
- 高齢者は食が細くなることでサルコペニアやフレイルになる危険がある
- 食事療法のポイントは塩分・たんぱく質・エネルギーのコントロール
- 塩分は1日6g未満が摂取量の目標
- 和食の定番メニューには塩分過多のものが多いので要注意
- 減塩食品や減塩調味料は塩化カリウムの含有量に注意して選ぶ

・香辛料に含まれるカプサイシンには高齢者の誤嚥事故を減らす効果がある

・ゆっくりと食事をすれば血糖値が上がりにくい

・たんぱく質・脂質・炭水化物は生きるために必要不可欠な三大栄養素

・エネルギー不足になると体は筋肉（たんぱく質）を分解してエネルギーを補おうとする

・腎機能が低下しているときにはたんぱく質の摂取制限が必要となる

・たんぱく質調整食品を使うメリットは多分にある

・たんぱく質はアミノ酸スコア１００の食材を優先する

・カロリー制限は多すぎることだけでなく少なすぎることにも気をつける

・脂質のカロリーはたんぱく質や炭水化物の約2倍

・脂質の摂取には飽和脂肪酸よりも多価不飽和脂肪酸がオススメ

・ミネラルの一種であるリンは骨や歯を形成するために必要な材料

・腎機能が低下すると余分なリンが体の中に溜まっていく（高リン血症の危険性）

・加工食品などに多く含まれるリン酸塩（無機リン）は老化を加速させる

・カリウムは体のさまざまなバランスを整える大切な役割を果たしている

・腎機能が低下すると不要なカリウムが体外に排泄されない（高カリウム血症の危険性）

・野菜ジュースや果物ジュース、ドライフルーツにはカリウムが豊富

第4章

元気な腎臓は日常生活のなかでも作れる

腎機能を悪化させる二大巨頭とは

日々の生活のなかで、腎臓をいたわり、加齢とともに衰えていく腎機能を少しでも手助けするためには、毎日の食生活や運動習慣がとても大切です。

腎臓病と生活習慣病は深くかかわっています。

高血圧や糖尿病、脂質異常症、肥満、喫煙といった生活習慣病の原因となり得るものは、慢性腎臓病発症の危険性を高

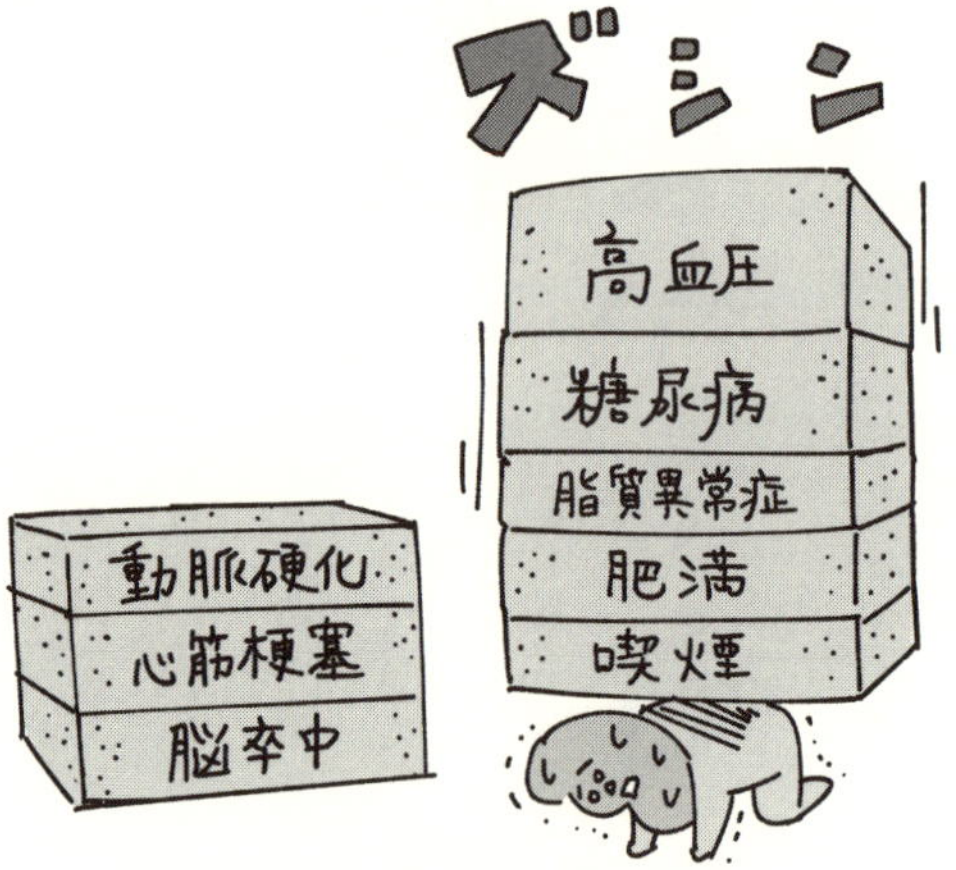

生活習慣の乱れが
腎臓に重くのしかかって疲弊させる

めるため、腎臓にとっても大敵です。

そればかりか、慢性腎臓病は生活習慣病とともにさらなる悪循環を生み、動脈硬化を進行させ、最悪の場合には心筋梗塞や心不全、脳卒中などの合併症を引き起こすでしょう。

慢性腎臓病を予防するためには、生活習慣の見直しが一丁目一番地。

食生活の乱れや運動不足、喫煙、飲酒、ストレスなどに起因して、今では生活習慣病が国民病となっているので、誰もが腎臓病と隣り合わせといえるかもしれません。

「それは重々承知しています。何人もの先生にそう言われましたし、何冊も本を読みました。わかってはいるんです。ただ、体にしみついてしまった生活習慣は、なかなか変えられないんですよね……」

こういう方は大勢いらっしゃいます。

人間は、誰しも命の危機に直面すれば次なる行動に移せますが、健康診断の数値が芳しくなくても、加齢による体の衰えを実感していても、生活に大きな支障がなければ〝現状維持〟を選択しがちです。

でも、この「わかっちゃいるけどやめられない」的なスタンスは、どうか、改めるようにしてください。必ず、後悔することになります。

生活習慣病が悪化したことによって、腎機能も低下してしまった――こういったケースで腎臓病への道を歩んでしまう人はじつに多いです。

そのなかでも、糖尿病と高血圧が代表的な原因疾患の二大巨頭となります。

腎臓は体内を循環している血液のろ過をおもな仕事としているので、血管を傷つける高血糖や高血圧は、すぐにでも改善しなければならない症状です。

とくにフィルターの役割を担う糸球体は毛細血管の集まりなので、高血糖の血

液が流れこむと血管の壁が障害され、ろ過機能を果たせなくなってしまいます。

じゅうぶんに血液のろ過ができない状態を糖尿病性腎症といいますが、これは腎臓としての機能を果たせていない重篤な症状なので、最終的には人工透析へと至ります。

一方、**高血圧が続くと腎臓の血管に動脈硬化が起こり、腎臓の機能を低下させる腎硬化症へと進行していきます。**血管の伸縮性や弾力性が失われるため、糸球体に血液を送る細動脈に圧力がかかり、硬化によって血管の内腔が狭くなることが特徴です。

ちなみに、**血管の内腔が狭くなって腎臓の血流が悪くなると、それを解除しようと圧力を上げるホルモンが腎臓から分泌されます。**

しかし、血管内の圧力が上がるということは血圧が上がるということなので、これがまた動脈硬化を加速させる原因となってしまいます。

まさに負スパイラルを生む腎硬化症ですが、この病気の怖いところは、自覚症状がほとんどないことです。

患者さんによっては糖尿病と高血圧を併発している人も少なくありません。**事実として透析療法を受けている患者さんの約半数が、その2つの生活習慣病を患っており、放っておけば言うまでもなく腎臓病のリスクが複合的に跳ね上がります。**

普段の生活習慣を見直すとともに、原因疾患がある場合はすぐに治療を行う――シンプルながらもこれが慢性腎臓病を予防・改善するうえではとても大切なのです。

腎臓のために今日からすぐにできること

この本を手に取ってくださっているみなさんは、自分の意思で積極的に今の生活習慣を変えたいと思っていたり、慢性腎臓病の進行を遅らせるために少しでもできることはないかと努力したりしている人かと思います。

①原因疾患の治療
②生活習慣の改善

この2つが慢性腎臓病に対する根本的な治療方針であり、日々の小さな積み重ねこそが腎機能の数値の改善や、いい状態を保つための最善策にほかなりません。

そして、その具体的な手段としては、次の4つからアプローチします。

①薬物療法（原因疾患である糖尿病や高血圧といった生活習慣病の治療など）
②食事療法（塩分・たんぱく質・エネルギーのコントロールなど）
③運動療法（腎臓リハビリによる有酸素運動と筋力トレーニングの習慣化など）
④生活習慣の改善（禁煙・睡眠など）

それぞれの治療法はもちろんのこと、セルフケアに励む場合も、「原因疾患がなんなのか」「慢性腎臓病のステージはいくつなのか」「性別や年齢、持病の有無はどうなのか」と、一人ひとり状況をしっかりと把握しなければなりません。

そのため、まずは病院を受診し、医師に薬物療法、食事療法、運動療法、生活習慣の改善の組み合わせについて、総合的なアドバイスをもらうことが大切になります。

医師に的確な診断を仰ぐためにも、みなさんは日頃から体重や血圧、心拍数、食べたもの、1日の歩数などを手帳やカレンダーに記録しておくといいでしょう。毎日の記録は診察する医師にとってもとても役立ちますし、生活習慣を自分自身ではっきりと視覚化することにも大きな意義があります。

そのうえで医師から処方された薬があれば、用法や用量を守って欠かさず飲み、まずは根本治療として原因疾患の改善に努めていきましょう。

そして、これまでに解説してきた、腎臓リハビリメソッドによる運動療法、減塩などの食事療法をひたむきに取り組んでいけば、おのずと腎臓にとってもいい習慣が生まれているはずです。

また、腎臓だけでなく、すべての臓器、ひいては自分自身の健康のことを思うのであれば、ひとりの医師として禁煙することを推奨します。

喫煙は慢性腎臓病の危険因子であるばかりか、心臓病や脳卒中、がんなどの循

環器疾患、ＣＯＰＤ（Chronic Obstructive Pulmonary Disease：慢性閉塞性肺疾患）や結核などの呼吸器疾患など、多くの重篤な病気の発症率や死亡率のリスクを高めることも念頭に置いてください。

１日20本の喫煙者が末期腎不全に至るリスクは、非喫煙者の2倍以上。腎臓病の治療においては禁煙が絶対であり、これには論をまちません。

「ほかのことはなんでも我慢できるけど、タバコだけは……」

こう漏らす患者さんに今まで大勢お会いしてきましたし、読者のなかにも「自分のことだ」と思っている方は多いでしょう。

医師として、タバコの存在を完全否定したい一方で、タバコの持つ魅力（魔力）についてはおおいに理解しています。

だから私は、喫煙者に対して「金輪際、1本も吸ってはいけません」とか、「今この瞬間から、ゼロにしてください」とは言いません。

「少しずつで構わないので、減らしていく努力をしましょう」

このように、お伝えしています。

前日よりも1本だけ少なくしたり、紙タバコよりは健康被害を若干軽減できる電子式タバコに切り替えたり、禁煙外来を受診してみたりと、というふうに、やれることはいろいろあるはずです。

本気で健康寿命を延ばしたいと思っているのなら、今よりももっと真剣に、禁煙に意識を向けるようにしましょう。

生活習慣病にも腎臓リハビリが有意な理由

この本の骨子である腎臓リハビリメソッドによる運動療法について、その意義や効果を生活習慣の観点から改めて説明しておきましょう。

「リハビリ」と聞くと、病気になった人や大きなけがをした人が、もとの日常生活に戻れるよう社会復帰を促す訓練のイメージを持つ方がほとんどだと思います。

もちろん、腎臓リハビリも退院後すぐに不自由なく生活したり、腎臓病や透析療法で通院する患者さんの身体的・精神的影響を軽減し、生命予後を高めたりすることを目的に創設され、今日まで発展してきた背景があります。

しかし、現在では体力回復を促すトレーニング、あるいは腎機能の改善を目的とした介入にとどまりません。さまざまなうれしい相乗効果をもたらすことは、第2章のP84でもお伝えしてきたとおりです。

そんな腎臓リハビリの効果のひとつに「生活習慣病の改善」がありますが、これは現代人にとってとても魅力的な特効薬といえるでしょう。

慢性腎臓病の大敵である糖尿病（高血糖）と高血圧症（高血圧）は、生活習慣病のなかでも上位を占める有病者数を保持しており、これに脂質異常症（高脂質）を加えた3つがリスク因子として問題視されています。

そして、このどれかひとつに罹患すると、残り2つも誘発される可能性があり、それぞれが連鎖的に血管の状態を脅かすことから〝トリプルリスク〟とも称されています。

じつは、この高血糖、高血圧、高脂質の3つは、メタボリックシンドロームを定義づける危険因子でもあることはご存じでしょうか。

みなさんも「メタボ」という言葉を聞いたことがあるかもしれませんが、**メタボことメタボリックシンドロームは、内臓脂肪型肥満に加えて、高血糖、高血圧、高脂質の危険因子のうち2つ以上が重複した状態のことを指します。**

日本人の食生活は第二次世界大戦の終結を機に大きく変わり、動物性たんぱく質や脂質の摂取量の増加、生活環境が安定したことにともなって肥満が増えていきました。

とくに男性は戦後から肥満指数（ＢＭＩ）の上昇が止まらず、今では40～60代で3人に1人以上、全体でも約3割が肥満に数えられるほどです。

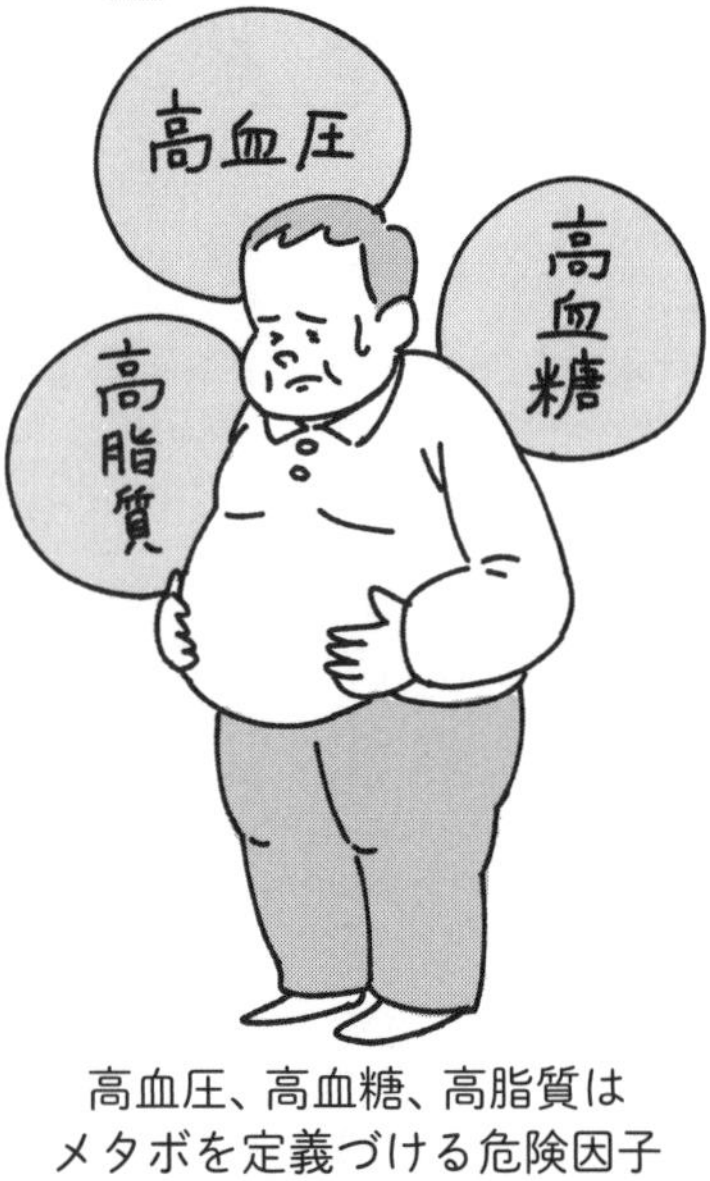

高血圧、高血糖、高脂質は
メタボを定義づける危険因子

世界的にはＢＭＩ30以上で肥満と判定されますが、日本を含む東アジアと南アジアではＢＭＩ25以上が指標とされています。

これは、アジア圏の人たちが内臓脂肪を溜めやすい傾向や、そもそも欧米人と比べてＢＭＩが平均的に低いことに起因し、ＢＭＩ25以下でも2型糖尿病や循環器疾患の発症リスクが高いとされているからです。


高血糖は糖尿病性腎症を、高血圧は腎硬化症を、高脂質は動脈硬化を、それぞれ引き起こします。


同時に、トリプルリスクは心筋梗塞や脳卒中といった心血管疾患の危険因子でもあるため、やはり運動療法によって正常値にすることが求められます。

また、メタボになるような食生活では、プリン体も過剰に摂取している傾向にあるため、高尿酸血症にもなりやすいでしょう。

高尿酸血症は、腎臓に尿酸が蓄積して炎症を起こす痛風腎の原因となり、腎臓の機能にも大きなダメージをもたらします。

このようにメタボリックシンドロームと生活習慣病、慢性腎臓病は、トリプルリスクの危険因子であり、それぞれが密接にかかわっているため、**メタボにならないよう対策をすれば、それが結果として慢性腎臓病の予防にもつながっていきます。**

もちろんその逆も然りで、慢性腎臓病の予防に努めれば、メタボや生活習慣病に対して有意な成果を得ることができるでしょう。

ただし、慢性腎臓病はメタボを予防すれば絶対に罹患しないというわけではありません。遺伝性や突発性、急激な腎障害の悪化によっても慢性腎臓病に進行する可能性はあります。

早期に発見できればできるほど腎機能の改善も望みやすいため、毎年の健康診断を欠かさず、定期的に尿検査や血液検査を受けて対策しましょう。

BMI（肥満指数）とメタボを調べてみよう

BMIの計算式

$$\text{BMI} = \frac{\text{体重（kg）}}{\text{身長（m）} \times \text{身長（m）}}$$

BMI	
低体重（やせ）	18.5未満
普通体重	18.5以上　25.0未満
肥満（1度）	25.0以上　30.0未満
肥満（2度）	30.0以上　35.0未満
肥満（3度）	35.0以上　40.0未満
肥満（4度）	40.0以上

メタボリックシンドローム

①内臓脂肪型肥満	ウエスト周囲長：男性85㎝以上、女性90㎝以上

＋

②脂質異常症	トリグリセライド（中性脂肪）：150㎎/dℓ以上 かつ／または HDL（善玉）コレステロール：40㎎/dℓ未満
③高血圧	収縮期血圧：130㎜Hg以上 かつ／または 拡張期血圧：85㎜Hg以上
④高血糖	空腹時血糖：110㎎/dℓ以上

▼

①＋②〜④のうち2つ以上が該当すると
メタボリックシンドローム

運動療法を長く続ける4つのコツ

当たり前のことですが、人間は食事をしなければ死んでしまいます。

みなさんも毎日なにかしらの食べ物を口にし、生きるための栄養を確保していることでしょう。お腹も鳴って、「そろそろ栄養補給して！」と知らせてくれますよね。

一方で、運動に関してはどうでしょうか。

トレーニングが日課になっている人であれば、体を動かしたくてウズウズするかもしれませんが、食事のように「そろそろ運動して！」と知らせてくれる機能はなく、毎日必死に運動しなくてもすぐに活動が停止するようなことはありません。

そのため腎臓リハビリメソッドを中心とした運動療法も、最初の課題は日常生活の一部となるように習慣化させることが大切になります。

運動は継続して初めて効果が得られます。

これは、さまざまなことに有用な腎臓リハビリメソッドにおいても例外ではありません。

「では、どうすれば習慣化させることができるのか」

そのちょっとしたコツをいくつかお伝えしていきましょう。

①頑張りすぎないこと

最初から完璧にこなそうとして、頑張りすぎないようにしましょう。

くり返しになりますが、運動は継続して初めて効果が得られます。1日必死に筋トレやランニングをしたからといって、翌日すぐに筋肉ムキムキのマッチョになったり、ウエストが10㎝も20㎝も細くなったりすることはありませんよね。

健康維持の観点で行う運動療法も継続することが肝心で、最初から高いノルマを設定し、運動そのものが続かなくなってしまっては本末転倒になってしまいます。

また、これまで運動習慣のなかった人が、いきなり運動量を増やしすぎると、けがにつながる恐れもあります。


最初は数分のウォーキングで構いません。それを1週間、2週間と続けていれば、同じ数分でも次第に楽に感じるようになっていくはずです。

運動療法の醍醐味は一生涯にわたって続けられることなので、少しずつ、少しずつ、マイペースに歩く時間や距離を増やしていけるといいでしょう。

もちろん、ウォーキングのためにわざわざ時間を確保する必要はありません。

第1章でもお伝えしたとおり、通勤や買い物の片手間で問題なし。ダラダラ歩きをやめて、ぜひ〝いきいきウォーキング〟に励んでみてください。

②思い立ったらすぐに実行すること

これは運動療法のなかでも、とくに〝はつらつ筋肉ケア〟のような筋力トレーニングの腎臓リハビリメソッドに当てはまるかもしれません。

心理学的にみれば、私たちの「やる気」というものは、たったの20秒しか続かないといわれています。

思い立ったが吉日。熱のあるうちに実行に移すことが肝心です。

「今日はなんだか筋トレをやりたくないなあ……」

そんな気分になる日も当然あるでしょう。

もちろん、トレーニングによって筋肉痛が出ていたり、体調が悪かったりするのであれば、迷わず体を休めることを優先させてください。

「ダイエットは明日から」

そんな皮肉めいたテレビコマーシャルが昔ありましたが、やると決めたのであれば、ただちに取りかかりましょう。

鉄は熱いうちに打て――これが鉄則です。

行動に移すことができれば、きっと明日の自分が、昨日の自分をほめてくれます。

これは①の頑張りすぎないことにも通ずる話ですが、最初から「筋トレを1年間続けよう」と意気込むのではなく、「1日、また1日と少しずつくり返していたら、気づくと1年がたっていた」といった考え方で臨めると楽に達成できるでしょう。

③記録をつけること

「万歩計を使うだけで1日に歩く歩数が1000歩増える」

こんな嘘みたいで本当の話があります。

記録をつけることは、運動療法に取り組む動機づけになりますし、それ自体がモチベーションとなってやる気を起こしてくれます。

「娘に教えてもらって、スマホに万歩計のアプリを入れたんです。それがあるとわかっていると、自然に『今日はどれくらい歩いたかな』とチェックしたくなりますよね。歩数を見て、一喜一憂するようになりましたし、いつもより少ないと、なんだか悔しい気持ちになって、『もうちょっと歩いておこう』と思えるようになりました。結果的に、1日の平均歩数は格段に上がりました！」

以前、こんな患者さんの話を聞いたことがあります。

まさに、典型例中の典型例です。

記録は頑張った自分を視覚化したものです。

それだけでなく、もしもの事態が起こり、病院に搬送されるようなことがあったときにも、貴重な資料として医師の役に立ちます。

そのため、手帳やカレンダーなど、普段から目にするものや、自分にとって愛着のあるものに、書き留める習慣をつけるといいでしょう。

この本の巻末にも「今日も頑張った記録」をつけました。

体重、血圧、心拍数といった体の記録ほか、「いきいきウォーキング」や「はつらつ筋肉ケア」のスケジュールや成果を書きこめます。

記録表欄の最後にある「今日のひとこと」には、日記のようなメモ書きだけでなく、その日にあった〝いいこと〟を書いてみてください。

どんなささいなことでも構いません。

「なにもない」と思っていても、探してみると意外と見つかるものですよ。

いいことを探すのが楽しくなりますし、寝る前などによかったことを思い返す習慣をつけると、安眠効果も得られるので医学的にもおすすめです。

④仲間をつくること

最後のコツは、運動療法に励む仲間をつくることです。

ひとりで黙々と続けていると、ふとした瞬間に寂しさを覚えることもあるでしょう。

腎臓リハビリを実践している病院やクリニックでは、同じような悩みを持ち、腎機能を改善させようと努力している仲間がたくさんいます。

本書では自宅で気軽に取り組める腎臓リハビリメソッドをコンセプトに紹介していますが、ぜひリハビリ施設などを積極的に活用することも検討してみてください。

「みんなの頑張っている姿を見ると、自分も頑張る意欲がわいてくる」

「ひとりで家にいることが多かったけど、おかげでコミュニケーションが増えた」

「同じ病気を患っている人がいて、悩みを打ち明けたら不安が和らいだ」

「理学療法士さんがいるおかげで、安心して運動に取り組める」

このような患者さんのうれしい声が、私のところにもたくさん届いています。

また、もしこの本をご家族の方が手に取っているのであれば、熱心に運動療法を続けている姿をたくさんほめてあげてください。

私たちも「腎臓リハビリを頑張ってね！」と患者さんを励ますだけでは効果的でないことを痛感しており、あくまでも結果に対して「よく頑張ったね！」と賛辞を呈する言葉が必要と心得ています。

腎臓リハビリメソッドは予防法としても非常に有用なものなので、患者さんと一緒になって取り組むのもいいでしょう。

ご家族の方は患者さんの気持ちをくみ、しっかりと寄り添ってあげてください。

そして、運動療法に励むみなさんは、ご家族や周りの人に記録を見せて、頑張ったことをほめてもらってください。

それが運動療法を続ける大きな励みとなっていきます。

腎臓のために知っておきたい入浴法

お風呂に入って湯船につかると心地よい気分になりますよね。

これは温熱作用による効果といえますが、体が温まることで皮膚の毛細血管や皮下の血管が広がるため、平温時よりも血液の流れがよくなります。

これによって新陳代謝が活発になり、体内の老廃物や疲労物質が取り除かれることで、疲労やコリ、痛みが和らぐため、リラックス効果が得られるのです。

また、血流の促進によって腎臓の機能も活発になるため、利尿作用もはたらくようになります。

腎臓にとっても有意義な入浴ですが、注意しなければならないポイントもあります。

まず入浴のタイミングですが、できれば食事の前に済ませておきましょう。ただし、脱水には気をつけなければならないので、入浴前にはコップ1～2杯、できれば常温の水を飲んでおいてください。

そして、入浴は急激な温度変化によって血圧が上昇し、重篤な心血管疾患を引き起こす可能性があります。とくに冬場はヒートショックの危険もあるため、脱

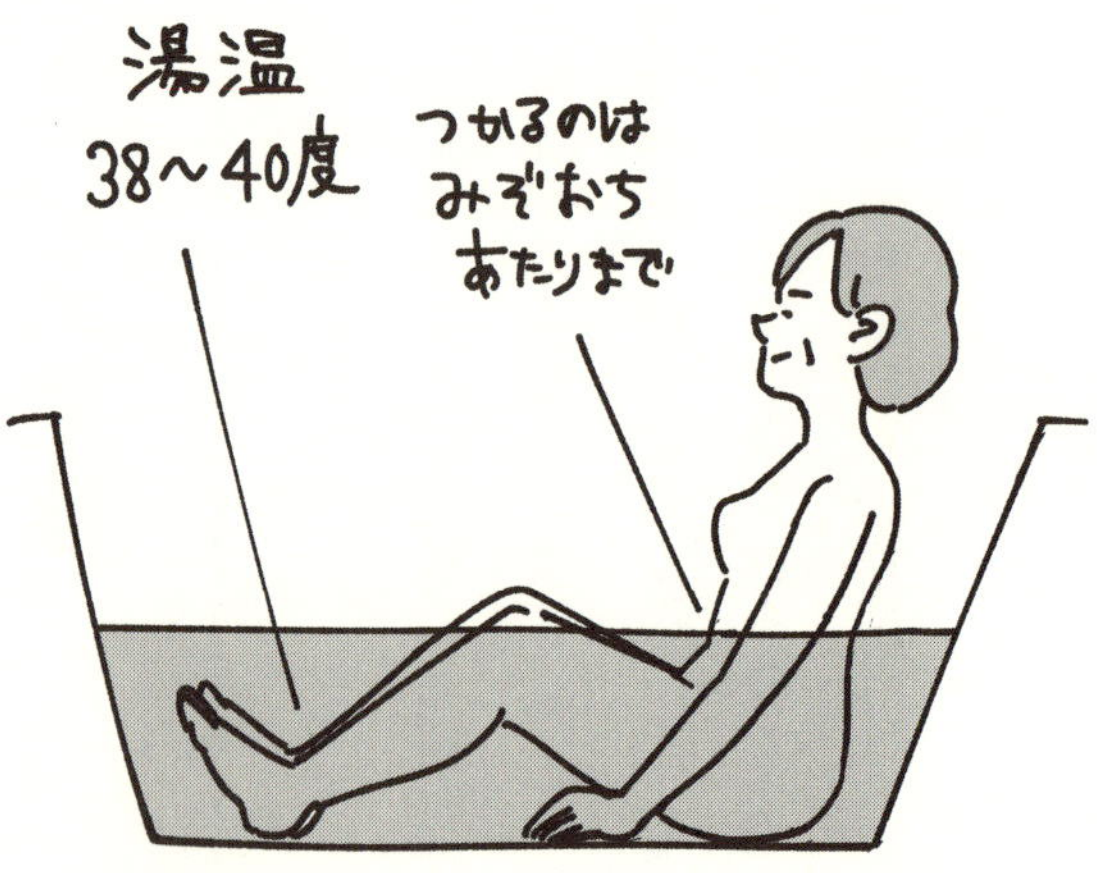

ぬるめのお湯での半身浴が腎臓にも負担がかかりにくい

衣所や浴室を暖めておくよう心がけましょう。

湯船につかる際は、心臓に遠い部分からかけ湯をしてから入ります。温度は38～40度程度のぬるめのお湯が最適で、首までつからずに、みぞおちあたりまでの半身浴にすれば、心臓にかかる圧力の負担を軽減できるでしょう。湯船から上がるときも一気に出るのではなく、お風呂の縁に腰掛け、ゆっくりと段階的に出るようにしてください。入浴後の湯冷めも要注意です。

また、**透析療法を受けた日の入浴は、針跡から細菌が侵入するリスクもあるため、湯船につからずにシャワーだけで済ませるようにしましょう。**

睡眠環境が腎臓に与える影響とは

食事と同様に睡眠も生きていくうえでは欠かせないものです。

健康な生活を送るためにはじゅうぶんな睡眠を確保することがとても大切で、良質な睡眠が心身ともに好影響を与えることはよく知られています。

睡眠には腎機能との関連性も無視できません。


なぜなら睡眠の質が低い人は、人工透析に至るリスクが高いといわれているからです。


「夜中に何度も目が覚めてしまう」

「布団に入ってもなかなか寝つけない」

「寝起きが悪くて布団から出られなかったり、二度寝したりしてしまう」
「睡眠時間は確保できているのに日中も眠気が取れない」

こういったことに心当たりのある人は、睡眠の質が低いのかもしれません。

良質な睡眠を得るために、次のような対策をとってみるといいでしょう。

①朝起きたら太陽の光を浴びる
②日中に適度な運動をする
③日中に眠くなったら軽い昼寝をする
④食事や飲酒は就寝の3時間前までに済ませる
⑤就寝前にテレビ、スマホ、パソコンの画面を見ない

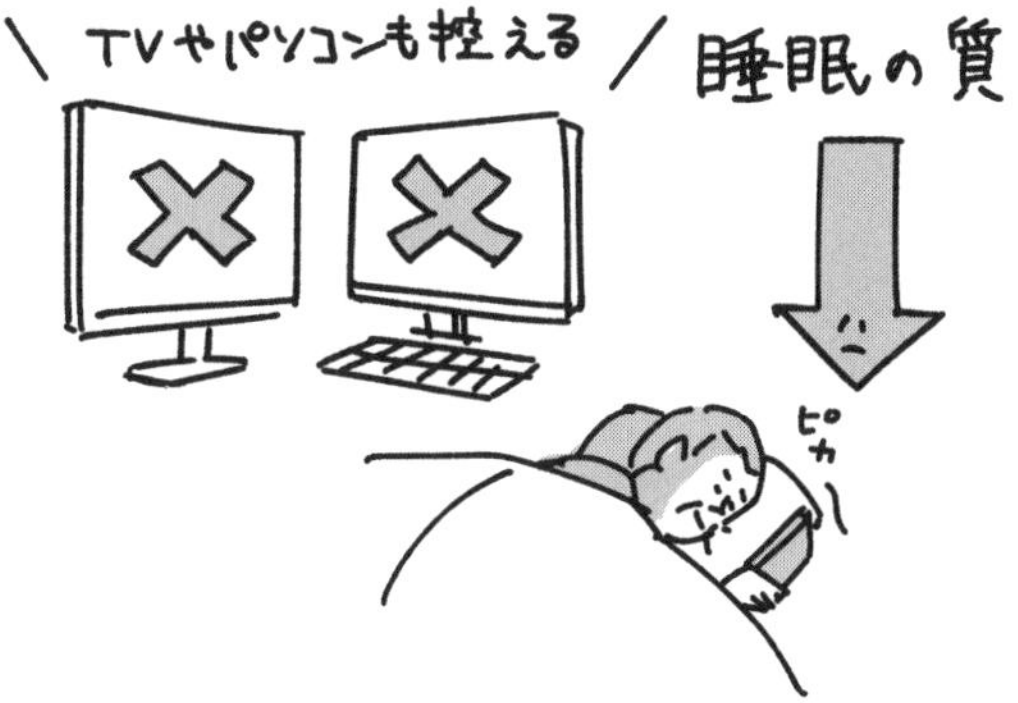

寝る前のブルーライトは人工透析のリスクを高める

また、適切な睡眠時間は7時間というデータもあります。

大阪大学の研究チームが、慢性腎臓病の患者さん1601人に対してアンケートを実施し、4年間の追跡調査を行ったところ、**5時間以下の短時間睡眠は人工透析に至るリスクが2・1倍、同様に8時間以上の長時間睡眠は1・5倍に高まる**と発表しました。

このように短すぎる睡眠時間はもちろんのこと、長すぎる睡眠時間も腎臓にとってはよくありません。

睡眠時間や睡眠の質は腎臓にとっても死活問題です。

腎臓をしっかりと休ませるためにも毎日の睡眠環境を見直し、睡眠の質を向上させるようにしましょう。

丁寧な歯磨きが慢性腎臓病の予防になる?!

もうひとつ。慢性腎臓病予防の観点から寝る前の習慣として心がけてほしいのは、丁寧な歯磨きです。

その際には歯ブラシだけでなく、デンタルフロスや歯間ブラシを使って歯間や歯と歯茎の隙間までしっかりと磨いてください。

もちろん、毎食後に丁寧な歯磨きをするに越したことはありませんが、朝は忙しかったり、昼は機会が設けられなかったりするなどして、完璧に行うのはなかなか難しいでしょう。

だから最低限、寝る前だけは徹底するようにお願いします。これを怠ると、睡眠中は唾液の分泌量が減り、自浄作用や殺菌作用、免疫作用といった唾液の恩恵が受けられなくなってしまいます。

では、なぜ丁寧な歯磨きが慢性腎臓病の予防につながるのでしょうか。

例えば、歯周病は歯茎に炎症を引き起こし、歯を支えている骨を溶かしてしまいます。その際に歯周病菌が出した毒素は、血液を通じて全身に巡り、血管の内表面を障害することで、腎臓の機能にも悪影響を与えるのではないかといわれています。

実際に慢性腎臓病の患者さんの多くが歯周病を患っており、その数は健康な人と比べると1・7倍という調査結果もあるほどです。

詳しい原因は明らかになっていませんが、慢性腎臓病による免疫機能の低下やカルシウム吸収、骨代謝の異常などが一因と考えられています。

口内環境に関してはセルフケアだけでは行き届かないところもあるため、定期的に歯科医を受診して、メンテナンスをしてもらうように努めましょう。

指輪っかテストで筋肉量をチェックしよう

加齢とともにどうしても筋肉量は減少していくので、日頃から適度な運動と栄養バランスの取れた食生活でケアすることが大切です。

とくに高齢者は、筋肉量が減少することで筋力や身体機能が低下する「サルコペニア」を発症するリスクが高まることが懸念されます。

このサルコペニアは、腎臓病の疾患の有無にかかわらず要注意です。放っておくと身体機能の低下からどんどん虚弱になり、日常生活に支障が出始めるばかりか、要介護寸前の状態である「フレイル」へと進行していきます。

こと腎臓病の患者さんにおいては、ただでさえ筋肉量が低下し

やすいため、サルコペニアやフレイルを併発していると、病状の悪化にも拍車がかかってしまいます。


「なんだか最近、歩くスピードが遅くなった」

「手すりや杖を使わないとうまく歩けない」

「ペットボトルの蓋が開けられなくなった」

「なにをするにも疲れた感じがしてやる気が起きない」

「とくに理由もなく半年間で体重が2～3kg以上減った」

このような状況がみられる場合は、サルコペニアやフレイルの兆候かもしれません。


ここでサルコペニアかどうかを簡単に調べる方法として、ふくらはぎの筋肉の太さを測る「指輪っかテスト」を紹介しておきましょう。

両手の親指と人さし指で輪っかのかたちを作り、ふくらはぎのいちばん太い部分をその輪っかで囲むようにつかみます。

このとき、指で作った輪っかのほうが大きく、ふくらはぎとのあいだに隙間ができていたら要注意。サルコペニアの危険度が高いとお考えください。

もしも症状が進行してフレイルに陥ってしまったら、その先には寝たきりの生活が待ち受けているかもしれません。

危険度が高い人は、今すぐに食生活を見直し、運動を始めましょう。

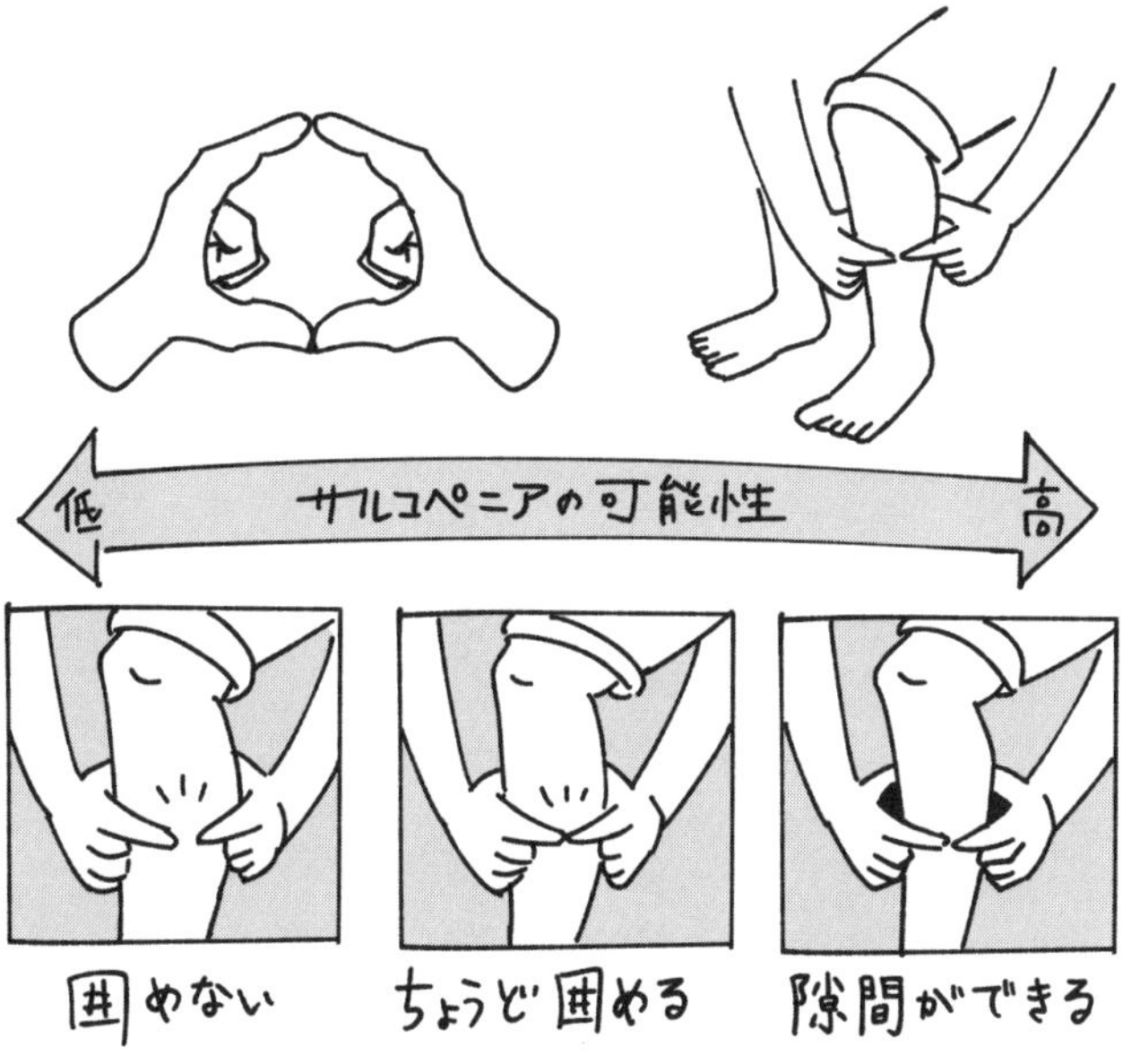

ふくらはぎが指輪っかよりも太ければ安心です

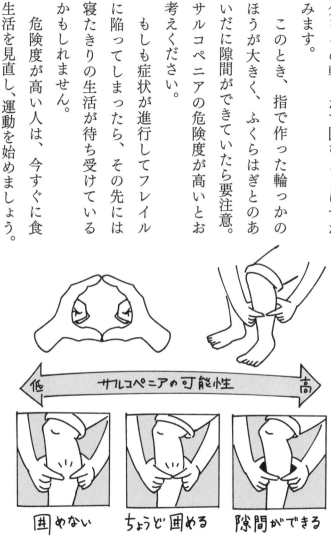

たった1日の安静で〇〇歳も老化が進行する

一般的に人間の筋肉量のピークは20代から30代といわれており、それ以降は1年経過するごとに平均1％ずつどんどん減少していきます。

では、**もしも入院などでほぼ寝たきりの状態が続くと、筋肉量は1日でどれくらい減少するでしょうか。**

①0・01％

②0・1％

③1％

「たった1日でしょ。たいして減らないよ」

そう思った方は、驚かないでください。

正解は③の「1%」なのです。

なんと、たった1日にもかかわらず、1年過ごしたときと同じだけの筋肉量が失われてしまうのです。

入院でもトイレや食事といった必要最低限の動作があるため「ほぼ寝たきり」としましたが、これがもし絶対安静で1㎜たりとも動けなかったとしたら、じつに筋肉量の減少は2%にも上ります。

これは健康な人であっても同じことです。

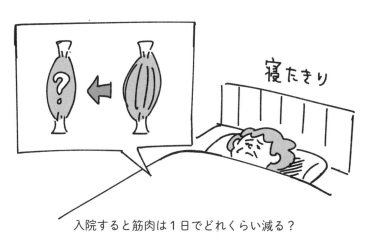

入院すると筋肉は1日でどれくらい減る？

誰でも横になったままの状態で1日を過ごすと、それだけで1〜2歳も老化が進行するといっていいでしょう。

ひと昔前までは、慢性腎臓病の患者さんには安静が常識でした。

それこそ1980年代あたりまでは、慢性腎臓病に限らず、心筋梗塞や肺炎といった多くの疾患に安静第一の措置がとられてきました。

しかし、治療によって病状が回復したにもかかわらず、ベッドから起き上がれなくなったり、うまく歩けなくなったりする患者さんが後を絶ちませんでした。

ここまで読んできたみなさんならすぐにわかると思いますが、その理由は明々白々。治療のためと休んでいたことによって、筋肉量が大幅に減ってしまっていたのです。

何か月も安静にすることを求められていたのですから、無理もありません。

今でこそ「安静にしていると、かえって寿命が縮まる」という考え方が主流になってきましたが、当時は病院では安静にすることが正しいと信じられていたのです。

入院した原因の病気が治ったにもかかわらず、今までの日常生活に戻れない患者さんを私は何人も見てきました。

「どうしてこんなになっちゃったんだ！」と、ご家族の方からお叱りを受けたこともあります。

こういった臨床の経験があったからこそ、「もっと患者さんのためにできることはないか」と、私は腎臓リハビリの研究に邁進してきました。

この本で紹介してきた腎臓リハビリメソッドは、自信を持っておすすめできる運動療法です。そんな腎臓リハビリメソッドが、みなさんの日常生活の一部となることを切に願っています。

おさらい

- 生活習慣病の原因となり得るものは慢性腎臓病発症の危険性も高める
- 今では生活習慣病が国民病となっている
- 糖尿病と高血圧が腎機能を悪化させる原因疾患の二大巨頭
- 高血糖が続くと糖尿病性腎症から人工透析へと至る
- 高血圧が続くと腎硬化症によって動脈硬化を加速させる負のスパイラルに陥る
- 透析患者の約半数が高血糖と高血圧を患っている
- 慢性腎臓病の根本治療は「原因疾患の治療」と「生活習慣の改善」
- 腎臓病のセルフケアに励む場合も医師に総合的なアドバイスをもらうことが大切

・体重や血圧、心拍数、食べたもの、1日の歩数などを記録して生活習慣を視覚化する

・腎臓病の治療において禁煙は必須

・アジア圏の人たちは内臓脂肪を溜めやすい傾向にある

・日本人男性の約3割は肥満

・メタボ対策が慢性腎臓病の予防につながる

・腎臓リハビリメソッドは習慣化させることで初めて効果が得られる

・運動療法の醍醐味は一生涯にわたって続けられることにある

・毎日の小さな積み重ねが大きな目標を達成するためのコツ

・記録をつけると運動療法を継続させるための好循環が生まれる

・ひとりが寂しく感じたらリハビリ施設に通ってみる

・家族や友人、リハビリ仲間に頑張った自分をほめてもらう

・腎臓に負担をかけない入浴法を心がける

・透析療法を受けた日は湯船につからずにシャワーだけで済ませる

・睡眠の質が低いと人工透析に至るリスクが高まる

・睡眠時間は約7時間が適切で長すぎても短すぎても腎臓にはよくない

・丁寧な歯磨きも慢性腎臓病を予防するひとつの手段

・高齢者は腎臓病疾患の有無にかかわらずサルコペニアに気を配る

・寝たきりで丸1日過ごすと老化が1～2歳も進行してしまう

第5章

腎臓の基礎知識

Q：腎臓にはどんな役割があるの？

腎臓は腰の上あたりに右と左でひとつずつあり、そのかたちは「ソラマメ」に似ています。ひとつの重さが120～160gほどで、大きさは握りこぶしくらいです。

では、いったい腎臓は臓器としてどんな役割を果たしているのでしょうか。

①尿をつくる

腎臓の仕事のなかで最も大切な働きが、血液に含まれる老廃物の除去です。

人間は全身を巡る血液によって酸素や栄養素を体の隅々にまで届けていますが、それと同時に二酸化炭素や尿素、クレアチニン、アンモニアといった老廃物も血液に溶け込んで運ばれてしまいます。

そういった老廃物は、体にとって有害なものなので除去しなければなりません。その役割を一挙に引き受けているのが腎臓であり、内部にある「糸球体」によって老廃物をろ過し、尿として体外に排泄しています。

②体内の水分量を一定に保つ

糸球体によってろ過されたものを「原尿」といいますが、いったいどれくらいの量が1日でつくられていると思いますか。

なんと、約150ℓもの量がつくり出されています。

あまりピンとこないかもしれませんが、普通サイズのペットボトル（500㎖）で300本、一人暮らし用の冷蔵庫、ドラム缶、浴槽などの容量に相当します。

もしもそのまま尿として、ドラム缶や浴槽にも匹敵する約150ℓもの水分が排泄されたら、あっという間に人間は脱水症状を起こしてしまうでしょう。

そのため、**原尿は「尿細管」という細長い管を通るあいだに、水分の約99％が回収され、もう一度血液へと戻されます。**

そして、残った約1％が尿管を通じて膀胱に行き、尿となって体外に排泄されることになります。

③栄養素やミネラル調節する

尿細管にはもうひとつ大切な役割があります。

原尿には不要な老廃物だけでなく、体に必要なアミノ酸やブドウ糖などの栄養素、ナトリウムやカリウム、リン、マグネシウムなどのミネラルが含まれています。

これらは糸球体で量を調整しながらろ過することができないため、尿細管を通るあいだに必要なぶんだけ再吸収されることになります。

④ホルモンを分泌する

腎臓では、エリスロポエチン（造血ホルモン）やレニン（血圧調整ホルモン）といったホルモンを分泌し、骨髄での赤血球の生産を促したり、血圧の低下を防いだりしています。

ちなみに、腎機能が低下するとエリスロポエチンの分泌量が減ったり、レニンの分泌量が増えたりするため、貧血や高血圧などの症状を引き起こす可能性があります。

これら①から④以外にも、「ビタミンDを活性化させてカルシウムの吸収を促し、骨を丈夫にする」「体温やイオンバランスを調整する」など、腎臓の働きは多岐にわたります。

なお、**腎機能のキーパーツとして、糸球体や尿細管が何度も登場しましたが、左ページの図にあるように、糸球体とそれを囲む膜であるボーマンのうをあわせて「腎小体」と呼びます。そして、その腎小体と尿細管の2つをあわせたものが「ネフロン」です。**

このネフロンは、ひとつの正常な腎臓に約100万個、左右の腎臓で約200万個を数えます。

腎機能の低下は、健康なネフロンの数が減ることであり、さまざまな体内環境を整える腎臓の働きがじゅうぶんに行えなくなることを意味します。

例えば、なんらかの原因でフィルターの機能を果たす糸球体が傷むと、尿にたんぱく質が漏れ出す「たんぱく尿」の症状があらわれます。

たんぱく尿は、糸球体のろ過機能に障害が起きていることを示すサインであり、慢性腎臓病の診断基準のひとつにもなっている大切な所見です。

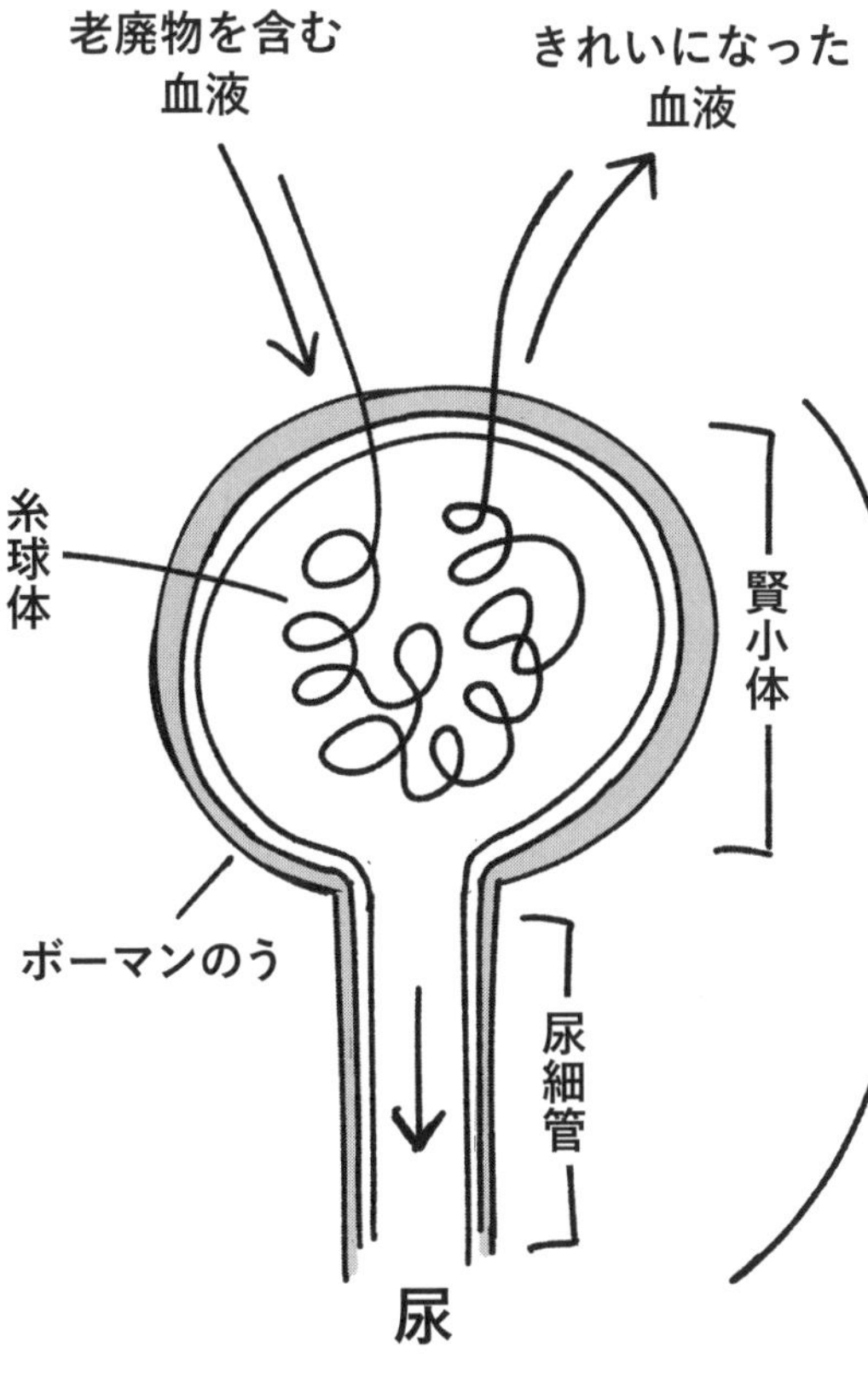

腎機能を担うネフロンの簡易拡大図

ネフロンは左右の腎臓で約200万個あり、
体に不要なものをろ過して尿を作っている

Q：日本で慢性腎臓病の人はどれくらいいるの？

じつは慢性腎臓病（Chronic Kidney Disease）は21世紀に入ってから生まれた新しい名称で、その英語名の頭文字をとってCKDの略称でも呼ばれています。20世紀には慢性腎臓病と呼ばれる病気はなかったものの、決して「新しい腎臓の病気が発見された」というわけではありません。

それまで異なる病気として個別に扱われてきたさまざまな腎臓病を、包括してひとつにまとめたものの総称が「慢性腎臓病」なのです。

こういった言葉が生まれた背景には、腎臓の専門医以外にはわかりにくい腎臓病が多く、一般の医師が腎機能の低下を見落としやすかったことが挙げられます。その結果、患者さんの病状の悪化を招き、死亡リスクを高めるケースも散見されました。

そこで、多くの患者さんの命を救うためにも、多様な腎臓病にもわかりやすい指標をつくり、慢性腎臓病というひとつの症候群として包括的に捉えて治療していくようになったのです。

日本における慢性腎臓病の患者数は、推計で約2000万人と言われています。20歳以上の約5人に1人が罹患している計算となるため、もはや国民病といっても過言ではありません。

そのうち透析患者数は約35万人となり、原因疾患の約4割を糖尿病性腎症が占めています。

これほどまでに患者数が多い原因は、食生活の乱れや運動不足による生活習慣病に起因するだけでなく、腎機能は加齢とともに衰えることから、超高齢化社会の進行も一因になっているといえるでしょう。

ある統計によれば、70代では3人に1人が、80代以上では2人に1人が、なにかしらの糖尿病を抱えているといわれています。

また、透析に至った慢性腎臓病患者の原因疾患では、1位が糖尿病に起因する糖尿病性腎症であり、2位が免疫異常などによる慢性糸球体腎炎、3位が高血圧や脂質異常症に起因する腎硬化症となっています。

やはり、生活習慣病の弊害は決して無視できるものではありません。

透析に至る原因の大半が生活習慣の乱れにある

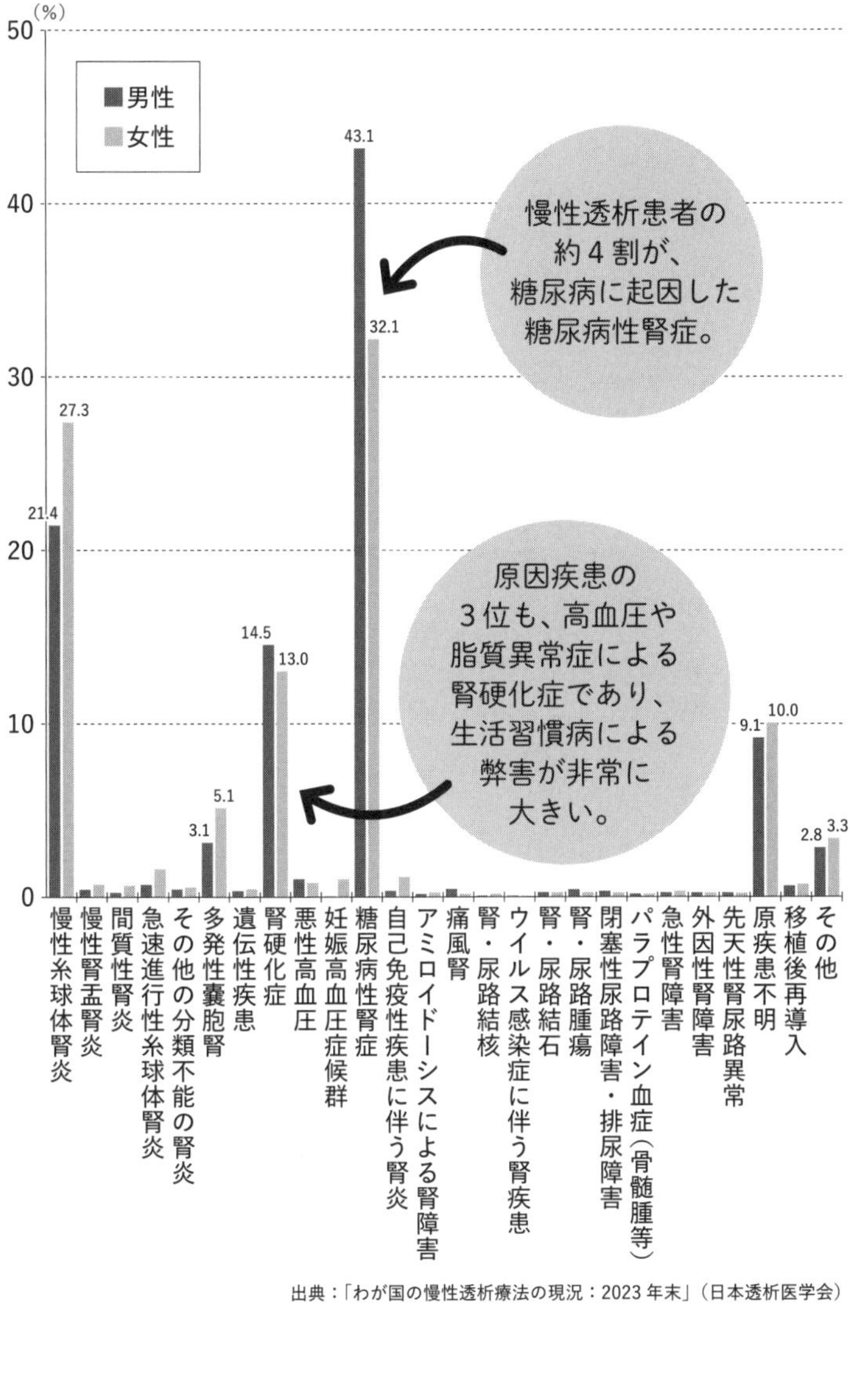

出典：「わが国の慢性透析療法の現況：2023 年末」（日本透析医学会）

Q：腎臓病にはどんな種類があるの？

腎臓病とは、腎臓の糸球体や尿細管が冒されることによって、腎臓の機能が低下する病気の総称です。

腎臓自体に問題が起きることのほか、糖尿病や高血圧、脂質異常症といった生活習慣病が引き金になったり、遺伝によって発症したり、とても多くの種類があることから、原因はもちろんのこと、それぞれの症状も異なります。

ただし、いずれの場合も末期にまで病状が進行すると、体内の老廃物や余分な水分が排泄できなくなり、血液中に尿毒素が蓄積される「尿毒症」という状態になるため、最終的には人工透析による治療や腎移植が必須となってしまいます。

前項で紹介した慢性腎臓病は、次のうちどちらか、あるいは両方が3か月を越えて持続している状態と定義されており、これが診断基準にもなっています。

①たんぱく尿や血尿、画像診断などの結果から腎障害があると判断される
とくにたんぱく尿が0・15g／gCr以上（30㎎／gCr以上のアルブミン尿）
②糸球体ろ過量（GFR）が、60㎖／分／1・73㎡未満

ここでは、そんな慢性腎臓病につながる可能性のある代表的な腎臓病を紹介します。

糖尿病性腎症

糖尿病によって高血糖の状態が長く続くと、全身に張り巡らされた血管にダメージを与え、血管も詰まらせてしまいます。

腎臓のネフロンにある糸球体は、無数の細い血管の集合体なので、そういった糖尿病による細小血管症が起こりやすいです。

糸球体のフィルターが壊れると、通常はろ過されないはずのたんぱく質が通り抜けてしまい、尿中へと漏れ出していきます。

糖尿病性腎症とは、このように糸球体が破壊されて減少し、腎臓としての機能を徐々に失っていく病気のことです。

もともと腎臓には、つねに大量

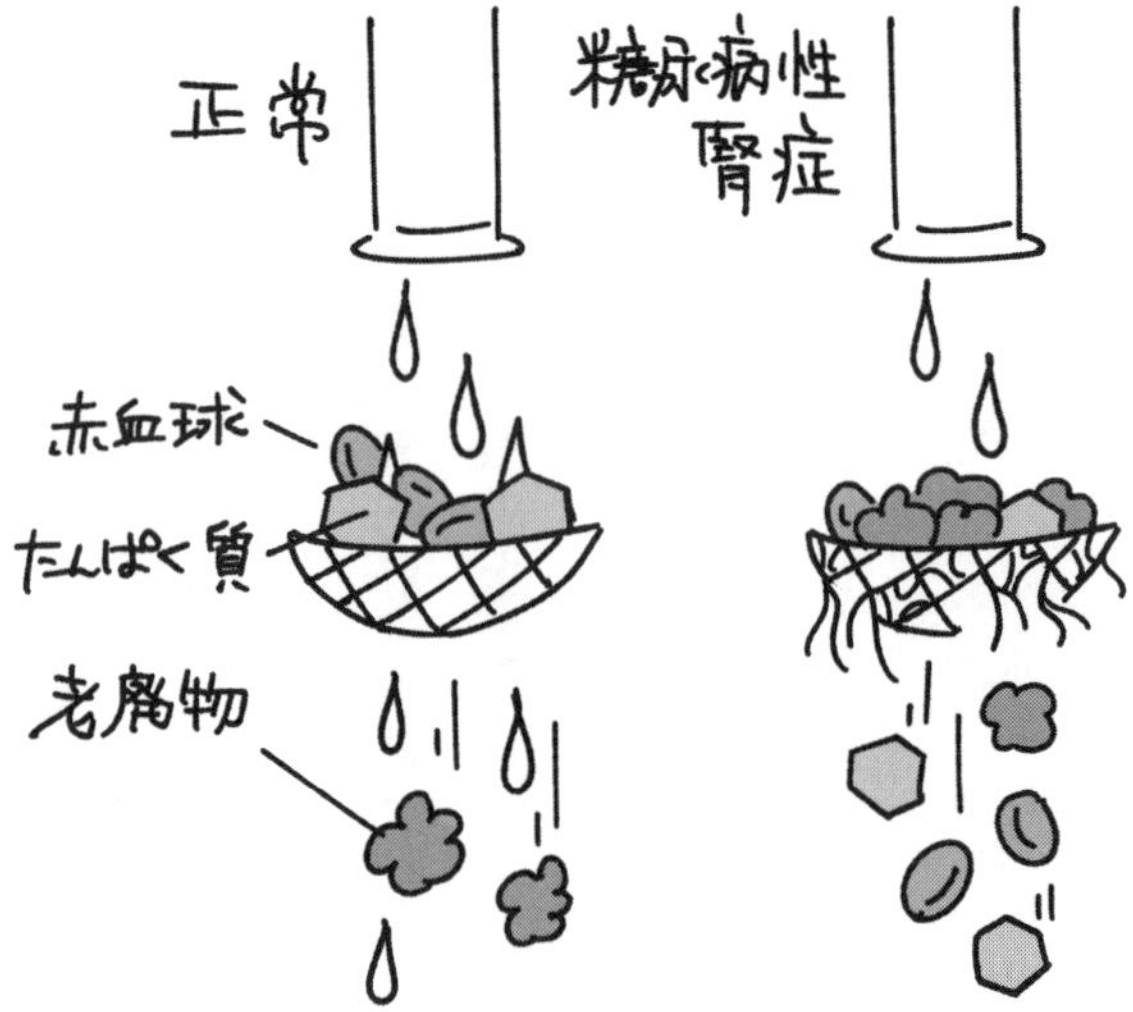

糖尿病性腎症になると
フィルターが壊れて腎臓の役割を果たせない

の血液が絶え間なく流れ込んでいるため、血液や血管の状態には非常に敏感です。

糖尿病性腎症の初期は、ほとんど自覚症状がありません。

気づかずに進行すると、高血圧や貧血、むくみなどをともない、さらに進行すると人工透析や腎移植が必要になります。

糖尿病性腎症は、日本の透析導入における原因疾患の第1位です。

血糖値のコントロールは必須であり、まずは食事療法や運動療法による糖尿病の改善が求められます。

腎硬化症

腎硬化症とは、高血圧や脂質異常症によって動脈硬化が起こり、その名のとおり腎臓の細い血管や糸球体が硬くなる病気です。

腎臓の最も大切な役割である血液のろ過がうまくできなくなってしまいます。

動脈硬化とは、血管の内膜（内側の壁）にＬＤＬ（悪玉）コレステロールなどの脂肪が溜まることで血流が悪くなったり、伸縮性や弾力性が失われて血管自体が破れやすくなったりする状態のことをいいます。


また、腎硬化症は、良性腎硬化症と悪性腎硬化症の2種類に分類されます。良性腎硬化症は、軽度から中程度の高血圧で発症するほか、加齢によっても起こり得ます。

症状としては、軽い尿たんぱくと肉眼では確認できないほどの血尿で、それ以外には自覚症状がありません。


一方、悪性腎硬化症は、高度の高血圧によって腎機能が急激に悪化する病気です。腎臓の細い動脈が壊死したり、糸球体自体が線維化・硬化したりすることで、尿たんぱくや血尿が出るほか、激しい頭痛や嘔吐、倦怠感、貧血、視力障害といった症状があらわれます。

腎硬化症はおもに生活習慣病が原因となるため、糖尿病性腎症と同様に食生活の乱れや運動不足の解消が大切です。

もちろん、血圧のコントロールは欠かせません。

糸球体腎炎

腎臓のろ過を行っている糸球体に炎症が起こり、その機能が低下して尿たんぱくや血尿が出る病気です。

一般的に「腎炎」と呼ばれているものは、この糸球体腎炎のことを指し、「急性糸球体腎炎」と「慢性糸球体腎炎」の2種類に大別できます。

急性糸球体腎炎は、4～10歳くらいの小児に多く、風邪などの感染症によって発症するケースが目立ちます。

ほとんどの場合が自然治癒するため、食事療法や対症療法を続けていれば腎臓の機能も正常に戻ります。

一方の慢性糸球体腎炎は、なんらかの原因で糸球体に炎症が起こり、尿たんぱくや血尿が少なくとも1年以上続いている状態の総称です。

最も代表的な慢性糸球体腎炎はＩｇＡ腎症であり、ほかにも膜性腎症、巣状糸球体硬化症、膜性増殖性糸球体腎炎、慢性間質性腎炎などが挙げられます。

この慢性糸球体腎炎は、人工透析の原因疾患としても上位に数えられるため、早期診断と適切な治療を受けなければなりません。

しかし、健康診断をきっかけに偶然発見されるなど、発症初期にはほとんど自覚症状がない難しさがあります。

重篤な症状にならないためにも、定期的な健診を心がけましょう。

IgA腎症

慢性糸球体腎炎の一種です。免疫グロブリンA腎症とも呼ばれており、免疫グロブリンのひとつであるIgAが糸球体に沈着して腎機能が低下します。免疫グロブリンとは、血液や体液に存在するたんぱく質のことで、IgG、IgA、IgM、IgD、IgEの5種類があり、免疫機能の中心的な役割を担っています。

国の指定難病であり、慢性糸球体腎炎のなかでも約4割がIgA腎症と、その発症頻度が最も高いことが特徴といえるでしょう。

発症には慢性扁桃炎などの上気道感染との関連性も疑われるため、治療として扁桃の摘出手術が行われることもあります。

ネフローゼ症候群

症候群と称されるように、いくつかの症状が集まった状態であり、ネフローゼ症候群という病気があるわけではありません。

症状としては、尿中に大量のたんぱく質が漏れ出てしまう「高度たんぱく尿」、血液中のたんぱく質（アルブミン）が減少する「低たんぱく血症」などが挙げられます。

このネフローゼ症候群は、全身に強いむくみ（浮腫）が起こることが最大の特徴といえるでしょう。

たんぱく質の一種であるアルブミンには、血管のなかに水分を引き込む作用があります。そのため、大量のたんぱく質が尿として排泄され続けると、血管内の水分量が保てなくなり、血管の外へと水分が出ることでむくみとなってあらわれるのです。

たかがむくみと軽んじることはできず、足や顔だけでなく、高度になると肺や腹部、心臓にも水が溜まっていきます。場合によっては呼吸困難や心不全に陥ることもあるので、注意しなければなりません。

ちなみに、ネフローゼ症候群には、腎臓そのものの病気が原因となって起こる一次性（原発性）のものと、腎臓以外の病気（糖尿病や膠原病など）が原因疾患となって引き起こされる二次性（続発性）のものがあります。

多発性嚢胞腎

左右両側の腎臓に「嚢胞《のうほう》」という液体の詰まった袋がたくさんできてしまう、国に指定難病とされている遺伝性の病気です。

無数の嚢胞によって腎臓が圧迫されるため、その機能が低下していきます。

「常染色体潜性（劣性）多発性嚢胞腎（Autosomal Recessive Polycystic Kidney Disease)」と「常染色体顕性（優性）多発性嚢胞腎（Autosomal Dominant Polycystic Kidney Disease）の2種類があり、それぞれの英語の頭文字を取って、前者はＡＲＰＫＤ、後者はＡＤＰＫＤと呼ばれています。

おもにＡＲＰＫＤは生まれたときに発症し、ＡＤＰＫＤは成人になってから発見されるケースが多い点が、特徴といえるでしょう。

症状としては、血尿、腹部や背中の痛み、疲労感、腹部の腫瘍、発熱、むくみ、頭痛、吐き気、腹部の脹れなどが挙げられ、進行すれば尿毒症に至る可能性もあります。

ちなみに、両親のどちらかが多発性嚢胞腎の遺伝子を持つ場合、男女差なく、およそ50％の確率で子どもにも遺伝します。

遺伝性の病気なので根本的な治療はありませんが、生活習慣の改善、投薬によっ

て進行のスピードを抑制し、尿毒症への移行を防ぎます。

急性腎障害

数時間から数日という短期間で急激に腎臓の機能が低下する病気です。

急性腎障害では、尿から老廃物を排泄できなくなるほか、体内の水分量や塩分量などを調節することができなくなります。

早い段階で適切な輸液、免疫抑制療法、血漿《けっしょう》交換などの治療をすれば完治することもあります。しかし、治療が遅れると人工透析が必要になったり、慢性腎臓病へと移行したりするケースも少なくありません。

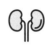

Q：尿検査では何を調べているの？

腎臓病は自覚症状がないままに、刻一刻と病状が悪化していきます。

みなさんも健康診断などで検尿や採血をしたことがあるかもしれませんが、

腎臓病を早期発見するためには、尿検査と血液検査が欠かせません。

「健康だと思っていたけど、たまたま受けた健診で腎機能の異常が見つかった」

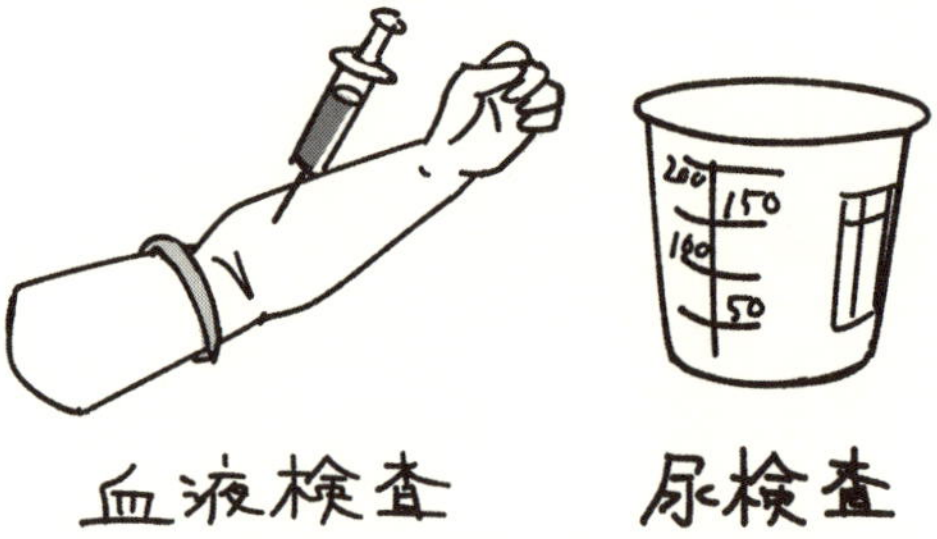

尿検査と血液検査が
腎臓病を早期に発見するカギ

このようなケースがとても多い点も、腎臓病の特徴となります。
では、いったいなぜ尿検査や血液検査が必要なのでしょうか。
それぞれの検査結果からわかることや、データの見方を知っておきましょう。

まず、健康診断で一般的に行われている尿検査では、採取した尿にたんぱく質や血液が混じっていないかをチェックしています。

見た目では確認できない微量な成分まで検出できるメリットがある一方で、尿を採取したときの体調や時間帯によっても数値が変化するデメリットもあります。

体調面では、激しい運動をしたあとや高い熱が出ているとき、ほかにも女性であれば生理中、男性であれば前日の性行為や射精によっても正確な診断ができなくなるため、そのような場合は検査日を改める必要があるでしょう。

また、みなさんも学校健診などでは朝一番の検尿を求められたと思いますが、それは腎臓に問題があったとしたら、起きたばかりの安静時にも検査数値に異常を認めるケースが多いからです。

もしも尿検査で異常が出たら複数回にわたって再検査し、その状態が一過性のものであるかどうかを確認していくことになります。

尿たんぱく

尿中に含まれているたんぱく質のことを「尿たんぱく」といいます。

本来であれば、たんぱく質は体にとって必要な栄養素なので、老廃物として体外に排出されることはありません。

しかし、腎臓でフィルターとして老廃物をふるい分けている糸球体の働きが障害されると、尿中にたんぱく質が漏れ出してしまいます。

検査結果の項目がマイナスになっている場合は、どこか不安を感じるかもしれませんが、大丈夫です。ご安心ください。尿たんぱくでは陰性の「－」は、腎機能が正常であることの証明なのです。

なお、偽陽性の「±」は、ほぼ正常といえるものの、経過観察が必要な状態となります。

一方、プラスの表記が腎機能に異常のみられる陽性となります。尿たんぱくの含まれる量が多いほどプラスの数が増えていき、「＋（あるいは1＋）」「＋＋（あるいは2＋）といったかたちで示されます。

もしも尿たんぱくが「＋」以上であれば、日を改めてもう一度検査しますが、再検査でも結果が変わらず、**3か月を越えて尿たんぱくが続いた場合は、慢性腎臓病が疑われます。**

尿潜血

採取した尿に血が混じっていないか確認する検査が「尿潜血」です。

検査結果の指標は尿たんぱくと同様で、陽性が「＋」、偽陽性が「±」、陰性が「－」となり、陽性と判定された場合は、腎臓や膀胱、尿管や尿道から出血している可能性が考えられます。

そして、尿たんぱくや尿潜血の簡易検査が陽性であると、新鮮な尿を遠心分離器にかけ、沈殿物を顕微鏡で調べる「尿沈渣」という精密な検査を行います。

このように尿検査では、おもに「尿たんぱく」と「尿潜血」を調べますが、例えば糖尿病の疑いがある人は尿たんぱくが陰性でも油断できないため、「尿糖」や「微量アルブミン尿」といった検査も併せて行われます。

ほかにも1日（24時間）の尿をすべて採り、正確な尿たんぱく量を測定する「蓄尿検査」という方法もあります。

Q：血液検査では何を調べているの？

尿検査と同じように、血液検査も欠かせません。

むしろ血液成分から調べる血清クレアチニン値は、腎機能を知るうえで最も重要な数値といっても過言ではないでしょう。

もしかしたら、みなさんも医師から「クレアチニン」という言葉を口酸っぱく聞かされているのではないでしょうか。

人間は体を動かして筋肉を使うとクレアチンリン酸というエネルギー源を消費します。その際に、ゴミとして発生する老廃物こそが「クレアチニン」です。

このクレアチニンは、体にとって不要なゴミでしかないのですが、腎臓でつく

られる尿以外では体の外へと排出することができません。

そのため、血液内のクレアチニン濃度である「血清クレアチニン値」を調べることが、腎臓の機能や健康状態をチェックするうえでとても重要になります。

つまり、血清クレアチニン値が高いということは、血液の中がゴミだらけになっ

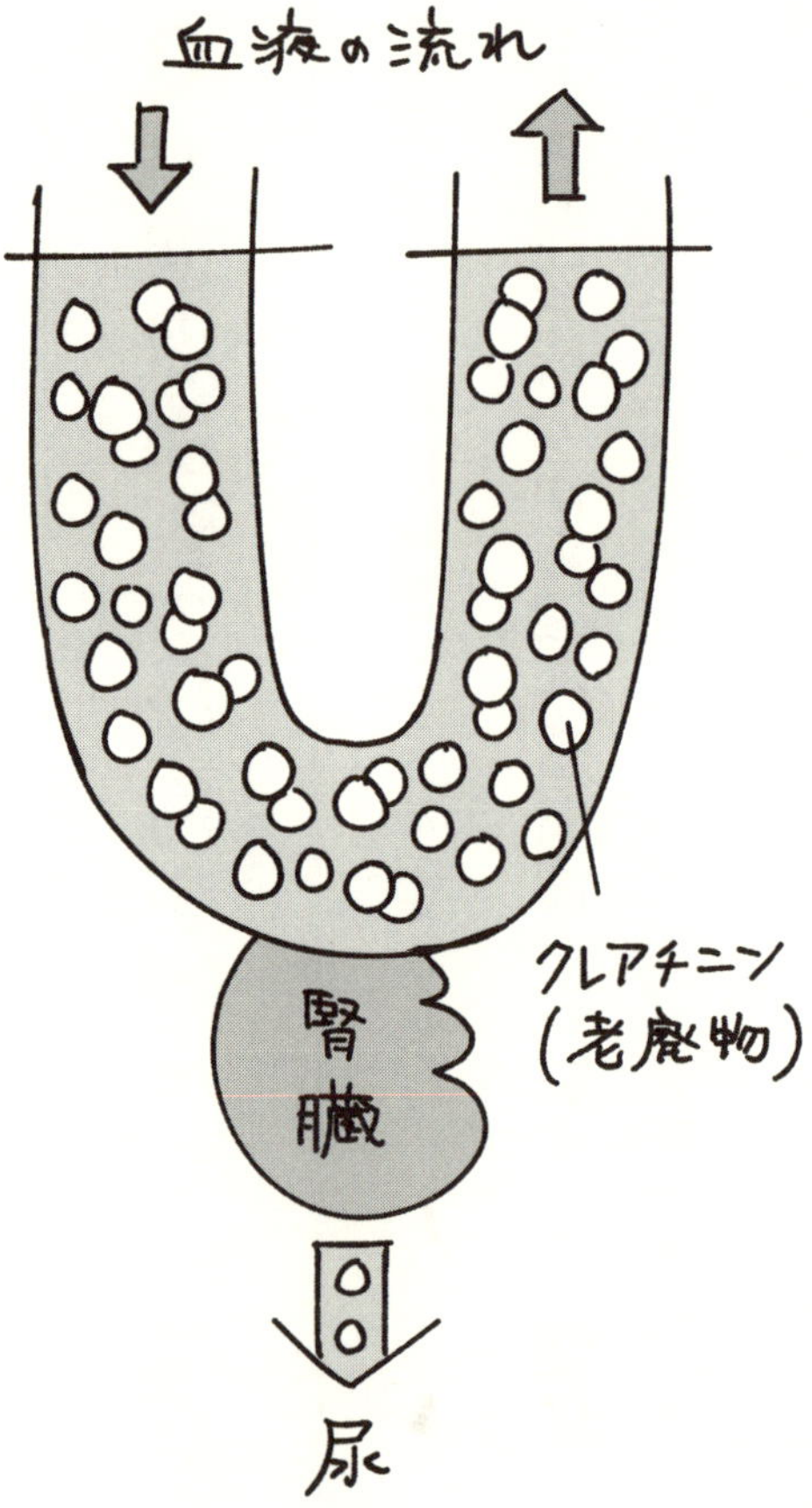

腎機能が低下していると
尿による老廃物の処理が間に合わない

血清クレアチニン値の高さは
血液中のゴミの密度を表している

てしまっているということです。

腎臓の機能が低下しているために老廃物としてじゅうぶんに処理（ろ過）できておらず、血液中に多量のクレアチニンが溢れていると考えられます。

腎機能が正常な場合の、血清クレアチニン値の基準値は次のとおりです。

・男性：0・65〜1・09㎎／dℓ

・女性：0・46〜0・82㎎／dℓ

女性よりも男性のほうが血清クレアチニン値の基準値が高いのは、筋肉量に比例して血液中のクレアチニンの量も増えるからです。

そして、検査結果でこの基準値を超えている場合は、慢性腎臓病が進行していると考えられます。

推算糸球体ろ過量（eGFR）

ほかにも腎機能の状態を把握する血液検査には、糸球体が1分間にどれくらいの血液をろ過し、尿をつくれているかを示す値である「糸球体ろ過量（GFR）」を調べるものもあります。

GFRは、㎖／分／1・73㎡という単位で示され、健康な人であれば1分間に100㎖前後の原尿がつくられます。

このGFRは慢性腎臓病を調べるひとつの指標として使われており、100（㎖）を基準としたうえで、腎臓の機能が半減すると50といった具合に数値が減少していきます。

ただし、正確な数値を調べるためには、試薬の点滴や丸一日（24時間）の蓄尿が必要となるため、患者さんもなかなか大変でしょう。

そこで活用されているのが、巻末のP298～301に掲載した「推算糸球体ろ過量（eGFR）年齢別早見表」によるGFRの推定です。

この早見表に「血清クレアチニン値」「年齢」「性別」の3つを当てはめるだけで、腎機能の状態を推定することができるようになります。

改めて慢性腎臓病の定義を確認しましょう

①たんぱく尿や血尿、画像診断などの結果から腎障害があると判断される
とくにたんぱく尿が0・15g／gCr以上（30㎎／gCr以上のアルブミン尿）

②糸球体ろ過量（GFR）が、60㎖／分／1・73㎡未満

該当するのは、①または②のうちどちらか、あるいは両方が3か月を超えて持続している状態です。

つまり、eGFRの早見表を見て、60未満の数字が3か月以上続く場合は慢性腎臓病と診断できます。

ただし、早見表はあくまでも推定値なので、自己判断で物事を決めすぎないためにも、詳しくは専門医を受診して相談してください。

＊＊＊

65歳・Tさん（男性）

私は若いときから血圧が高く、とくに寒さがこたえる冬は、最大血圧が200㎜Hg・最小血圧が100㎜Hgを超える日もしょっちゅうでしたね。

もちろん、お医者さんからは降圧剤が処方されていましたが、ズボラな性格もたたって、きちんと飲んでいませんでした。

そんな自分のことを省みない生活を10年、20年と続けていたせいでしょう。ある日突然、脳梗塞でバタッと倒れてしまったんです。それが53歳のときでした。そのときには高血圧だけでなく、運動不足による生活習慣病が原因で、私の体は多くの悪条件が重なる病気のデパート状態でした。

そのなかのひとつが、脳梗塞の治療を行うなかで見つかった腎機能の低下です。当時、血清クレアチニン値は1・3、慢性腎臓病のステージ（重症度）を測るeGFRの数値は、46・1〜47・4㎖／分／1・73㎡でした。

これはステージG3aという軽度〜中等度まで腎機能が低下した状態を意味し、すでに健康時の半分ほどにまで臓器としての機能は失っていたそうです。

ステージG3bへの移行が迫っていて、このままのスピードで腎機能が低下していくのであれば、近い将来には人工透析をしなければならないと言われました。

腎臓病は知らず知らずのうちに悪化すると聞いたことはありましたが、まさか自分もここまで悪くなっていたなんて……。

このTさんのように、処方された薬をぞんざいに扱ったり、そもそも医師の忠告を聞かずに改善する気がなかったり、「まあ、大丈夫だろう」「今はなんともないし平気だろう」と慢心している人は、悲しいことに思いのほか多いです。

医師として患者さんを脅すのもどうかと思いますが、それでも脅さなければならない必要性を感じてしまいます。決して他人事ではないのですから。

＊＊＊

幸いなことにTさんは今までのことを反省して、まずは薬物治療と食事療法を行い、病状を確認しながら運動療法として腎臓リハビリに励んでくれました。

自分の置かれている状況に危機感を覚えたのか、そこに怠惰だったころのTさんの姿はなく、熱心にウォーキングや筋トレをくり返す模範的な患者さんでした。

そのかいもあって、脳梗塞で倒れてから十数年がたちましたが、ｅＧＦＲの数値はいっさい悪化しておらず、むしろ基準値方向へと推移して回復をみせています。

また、**腎臓リハビリの運動療法によって、脳梗塞の再発予防や、生活習慣病による高血圧や脂質異常症などの解消もできており、腎機能の低下を食い止めるにとどまらない好循環をつくりだすことにも成功しました。**

今では最大血圧も130㎜Hg台にまで下がり、80kgを超えていた体重も健康的に68kgにまで落とせたそうです。

なお、尿検査や血液検査によって慢性腎臓病の疑いがあると、さらに詳細な検査が行われることがあるので、ここで簡単に紹介しておきましょう。

・腎生検《じんせいけん》

腎臓の組織の一部を採取し、それを顕微鏡で調べる検査のことです。

基本的には、病室で背中に局所麻酔をし、超音波で腎臓の位置を確認しながら、細い針で腎臓の組織の一部を採取する「超音波ガイド下腎生検」が行われます。

もしも超音波ガイド下腎生検が難しい場合は、手術室で全身麻酔をし、メスで腎臓の組織の一部を採取する「開放腎生検」、あるいは腹腔鏡を使った「腹腔鏡下腎生検」が選ばれることもあります。

いずれにせよ5日間程度の入院が必要となりますが、腎機能の低下をもたらしている原因をより精密に診断することができます。

・画像診断

腎臓の大きさや形のほか、腫瘍や嚢胞、結

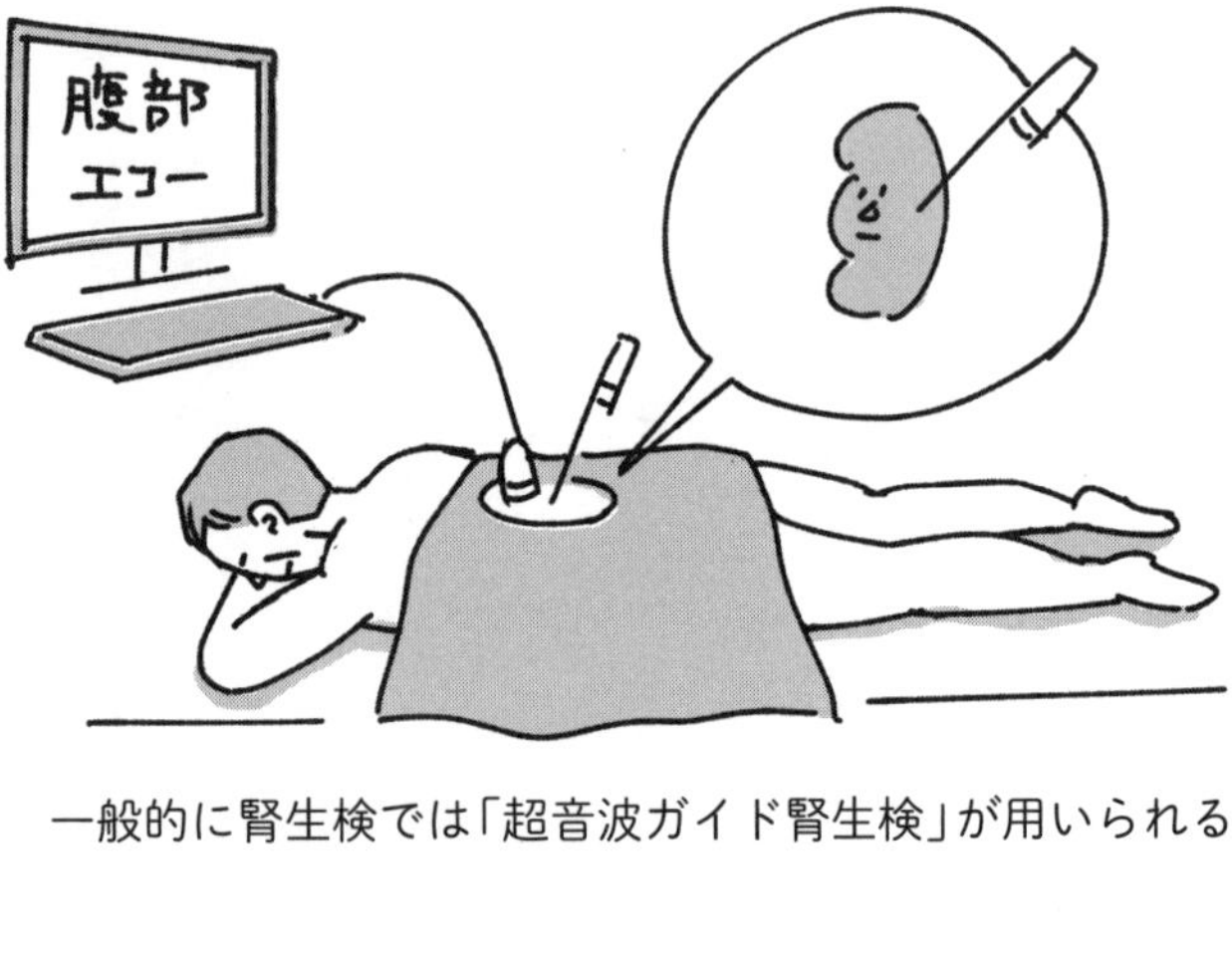

一般的に腎生検では「超音波ガイド腎生検」が用いられる

石の有無などを確認するために、さまざまな方法で画像を用いた診断が行われます。

短時間で済むため、患者さんの負担も少ないポピュラーな診断が「超音波検査」です。これは探触子（プローブ）という器具で体に超音波を当て、反射してきた超音波を画像化することによって、腎臓の様子をチェックできます。

また、腎機能に異常がなければ、造影剤を静脈に注入し、それが尿路を流れていく様子を撮影する「経静脈性腎盂撮影」が選択されることもあります。

ほかにも体の断面図を撮影する方法には、X線が使われる「CT（コンピュータ断層撮影）検査」、強い磁場と電波を用いる「MRI（磁気共鳴画像）」が挙げられます。

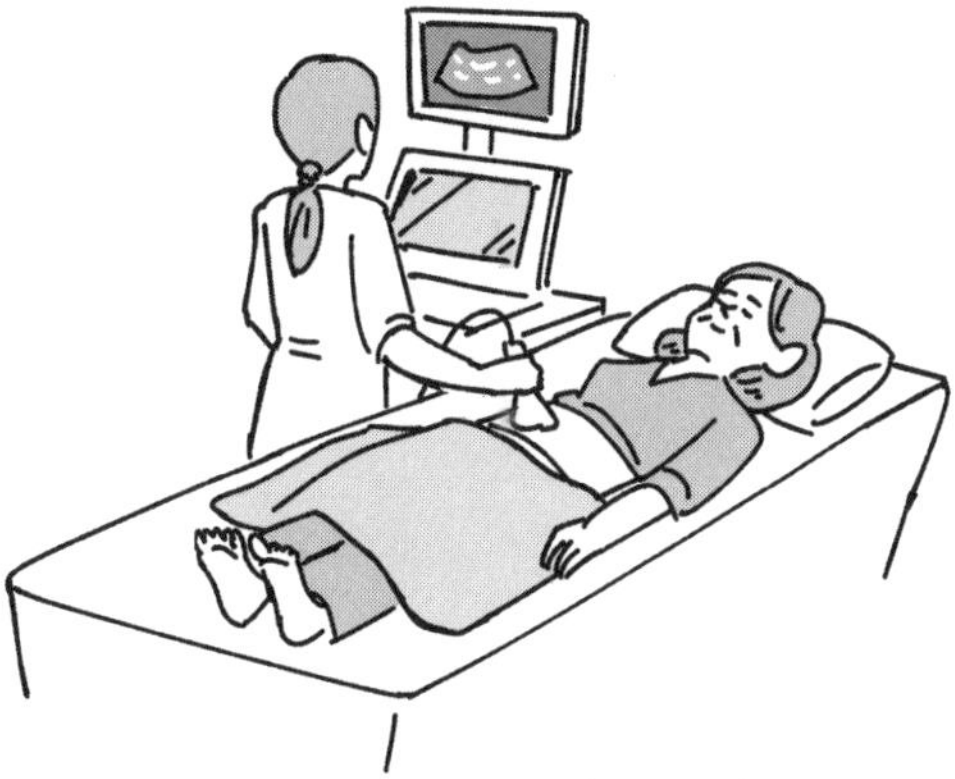
「超音波検査」は体への負担も少ない

Q：腎機能のステージによって何が違うの？

慢性腎臓病は、病状の進行度合いによって治療の指針が変わります。

その進行度は、**糸球体ろ過量（GFR）と尿たんぱくの検査値（糖尿病を罹患している場合は、尿たんぱく値でなく尿アルブミン値を用いる）、原因疾患を合わせたステージに従って決められます。**

各ステージはGFRの頭文字である「G」を使って分類され、健康なほうから順にG1（正常または高値）、G2（正常または軽度低下）、G3a（軽度～中等度低下）、G3b（中等度～高度低下）、G4（高度低下）、G5（高度低下～末期腎不全）の6つのステージに区分されます。

慢性腎臓病のステージがわかる早見表（重症度分類）

原疾患		たんぱく尿区分		A1	A2	A3
糖尿病		尿アルブミン定量（mg/日） 尿アルブミン/Cr比（mg/gCr）		正常	顕性 アルブミン尿	顕性 アルブミン尿
				30未満	30～299	300以上
高血圧 腎炎 多発性嚢胞腎 その他		尿たんぱく定量（g/日） 尿たんぱく/Cr比（g/gCr）		正常	軽度 たんぱく尿	高度 たんぱく尿
				0.15未満	0.15～0.49	0.50以上
GFR区分	G1	正常または高値	90以上	正常	軽度	中等度
	G2	正常または軽度低下	60～89	正常	軽度	中等度
	G3a	軽度～中等度低下	45～59	軽度	中等度	高度
	G3b	中等度～高度低下	30～44	中等度	高度	高度
	G4	高度低下	15～29	高度	高度	高度
	G5	高度低下～末期腎不全	15未満	高度	高度	高度

出典：『エビデンスに基づくCKD診療ガイドライン2023』（日本腎臓学会）

重症度は原疾患・GFR区分・たんぱく尿区分を併せたステージにより評価する。正常・軽度・中等度・高度とステージが上昇するほど、死亡・末期腎不全・心血管死亡発症のリスクが上昇する。

一方、尿たんぱく、あるいは尿アルブミンによる分類は、アルブミン（Albumin）の頭文字を取って、同じようにA1、A2、A3と分けられます。

上に掲載した早見表は「重症度分類」と呼ばれるもので、**表内を塗りつぶした枠組みの色が濃いほど、末期腎不全や心血管疾患による死亡リスクが高まります。**

まずは健診で得た尿たんぱく

やクレアチニンの検査結果をもとに、自分の腎機能がどのステージにあるのかをしっかりと確認してください。

そして、慢性腎臓病の予防と改善のためにできることを、ステージごとに考えていきましょう。

・ステージG1（GFRが90以上）

たんぱく尿などの障害はあっても、腎機能の働きはまだ正常の範囲内です。

糖尿病や高血圧、メタボリックシンドロームなどの生活習慣病がある場合は、運動習慣や食生活を見直し、禁煙にも努めるようにしましょう。

とくに運動不足を実感している人には、本書で紹介した「いきいきウォーキング」や「はつらつ筋肉ケア」を積極的に行うことを推奨します。

また、腎臓病を患っている家族がいる方は、潜在的なリスクにも注意してくだ

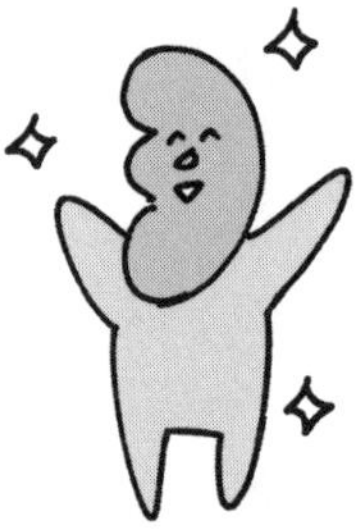

さい。

少なくとも年1回以上の尿検査や血液検査を続け、腎機能の低下や慢性腎臓病を発症の有無の確認を怠らないようにしましょう。

ステージG１でも、尿たんぱくが「＋」以上、あるいは「尿潜血が陽性」の場合には、腎臓専門医に受診が必要なケースがあるため、かかりつけの医師などに相談してください。

・ステージG2（GFRが60～89）

腎機能に軽度の低下はみられますが、まだ回復の余地がある段階です。

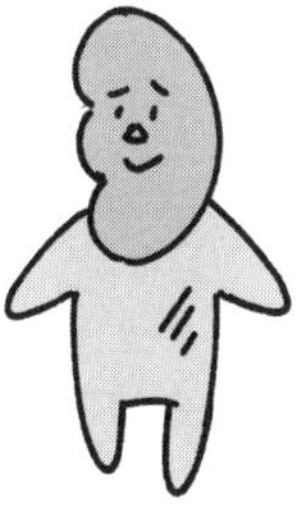

健康診断などで異常が発見されるケースが多く、ほとんど自覚症状はありません。

腎臓にあるネフロンの数は加齢によっても自然減少するため、高齢者であればステージG2程度は年相応のステージといっていいでしょう。

ステージG1と同様に生活習慣病や腎臓病の家族歴がある人は、それらの原因疾患の根本治療に努めながら、腎臓リハビリによる運動習慣をつくったり、食生活の改善を図ったりしてください。

おもな対応策についても同じで、**少なくとも年1回以上の尿検査や血液検査を続けることと、尿たんぱくが「＋」以上、あるいは「尿潜血が陽性」の場合には、かかりつけの医師や腎臓専門医に相談することが、必須となります**。

慢性腎臓病では、とにかく早期発見が肝心です。ステージG1〜G2であれば、腎臓リハビリを継続することで、腎機能の回復が高い確率で見込めるでしょう。

・ステージG3a（GFRが45〜59）およびG3b（GFRが30〜44）

腎機能が健康時の半分程度にまで低下した状態で、むくみや尿の異常、疲労感といった自覚症状もあらわれ始めます。**慢性腎臓病を発症している可能性が高いため、すぐに医療機関を受診し、腎臓専門医による診療を受けてください。**

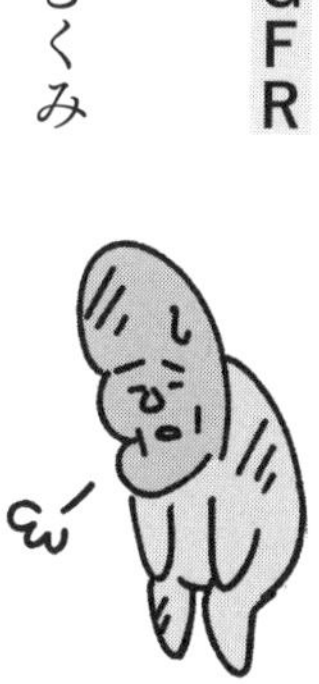

以前は5段階でステージ分類されていたものの、ステージG3のなかでもGFR45以下は末期腎不全と心血管疾患のリスクが上昇することから、『CKD診療ガイド2012』をもって区分がより細分化されるようになりました。

とくにステージG3bに該当する場合は、慢性腎臓病が強く疑われます。医師の診断に従いながら、原因疾患の治療、腎臓リハビリによる運動療法および食事療法による生活習慣の改善、薬物療法によって腎機能の維持に努めましょう。

・ステージG４（GFRが15～29）

腎機能が健康時の30％未満にまで低下した状態で、その機能を回復させることができない段階と考えられています。

自覚症状としては、むくみや尿の減少、高血圧、貧血など、多様な体の異変を感じられるようになるでしょう。

人工透析を必要とする重度の腎不全になるリスクが高く、心筋梗塞や脳卒中といった重篤な心血管疾患も引き起こしやすい状態です。

腎臓専門医による治療は必須であり、現状の腎機能をキープし、透析療法への移行を遅らせることが治療の目標になります。

そして、尿毒症の出現や心血管疾患の合併に細心の注意を払いながら、腎臓リハビリによる運動療法、より厳格な食事療法、生活習慣の改善、薬物療法が行われます。

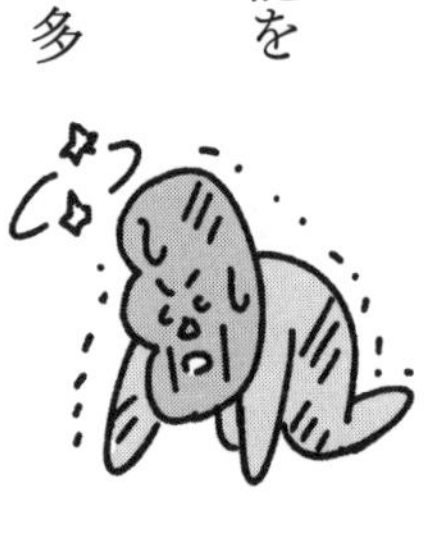

この段階でも、いえ、この段階だからこそ、運動に励むことを諦めないでくだ

さい。

じつは腎臓病の患者さんは、末期腎不全ではなく、その後に発症した心血管疾患によって命を落とす人が少なくありません。

ステージＧ４では、腎機能こそ現状維持にとどまるかもしれませんが、心血管疾患や生活習慣病にはじゅうぶんな改善効果が見込めます。

その有用性が証明されているからこそ、透析治療を受けている患者さんにも腎臓リハビリによる運動療法を勧めることができるのです。

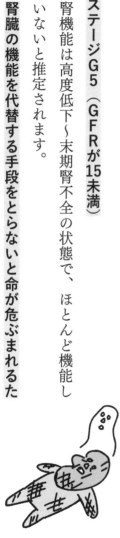

・ステージG5（GFRが15未満）

腎機能は高度低下～末期腎不全の状態で、ほとんど機能していないと推定されます。

腎臓の機能を代替する手段をとらないと命が危ぶまれるた

め、透析療法か腎移植をしなければなりません。

貧血やミネラル異常、骨の異常といった腎機能低下にともなうさまざまな異常を合併していることが大半なので、その治療も同時に行っていく必要があります。腎臓専門医から透析療法や腎移植について詳しい説明を受け、どういった選択をするべきか――じっくりと考えておきましょう。

人工透析を受けるためにも、身体機能の低下を予防し、体力や筋力をキープするためには、適切な運動習慣が役立つことがわかっています。

再三のくり返しになりますが、末期腎不全のステージであったとしても、腎臓リハビリによる運動療法は大いに有用です。

これだけは肝に銘じてください。

Q：人工透析と腎移植の違いは？

GFRが15未満、慢性腎臓病でステージG5の末期腎不全になると、腎臓はその機能のほとんどが停止しているといっても過言ではありません。

おもな仕事である血液のろ過がうまく行われないため、放っておくと体内には老廃物や余計な水分がどんどん溜まっていく「尿毒症」になる恐れがあります。

尿毒症にまで進行すると、尿の異常や全身のかゆみ、食欲不振、吐き気、嘔吐、息苦しさといった症状に苛まれるばかりか、心不全や感染症などを引き起こしやすくなり、最悪の場合には命を落とすこともあります。

もはや腎機能の改善は望めず、それればかりか生きていくために必要な機能が働いていない状態なので、人工透析や腎移植による腎代替療法が欠かせません。

日本では最初から腎移植を受ける人はほとんどおらず、大半の人が人工透析による透析療法を第一選択肢としています。

ちなみに、透析療法は大きく分けて、人工透析装置を利用する「血液透析」と自分の腹膜を利用する「腹膜透析」の2種類があります。

・血液透析

いったん体外へと血液を取り出し、ダイアライザー（人工腎臓）という機会に通して老廃物や余計な水分を除去。その後、きれいになった血液を体内へと戻す方法です。

血液透析では、一般的に専門の透析施設に週3回ほど通い、1回4~5時間かけて血液循環の治療を受けます。

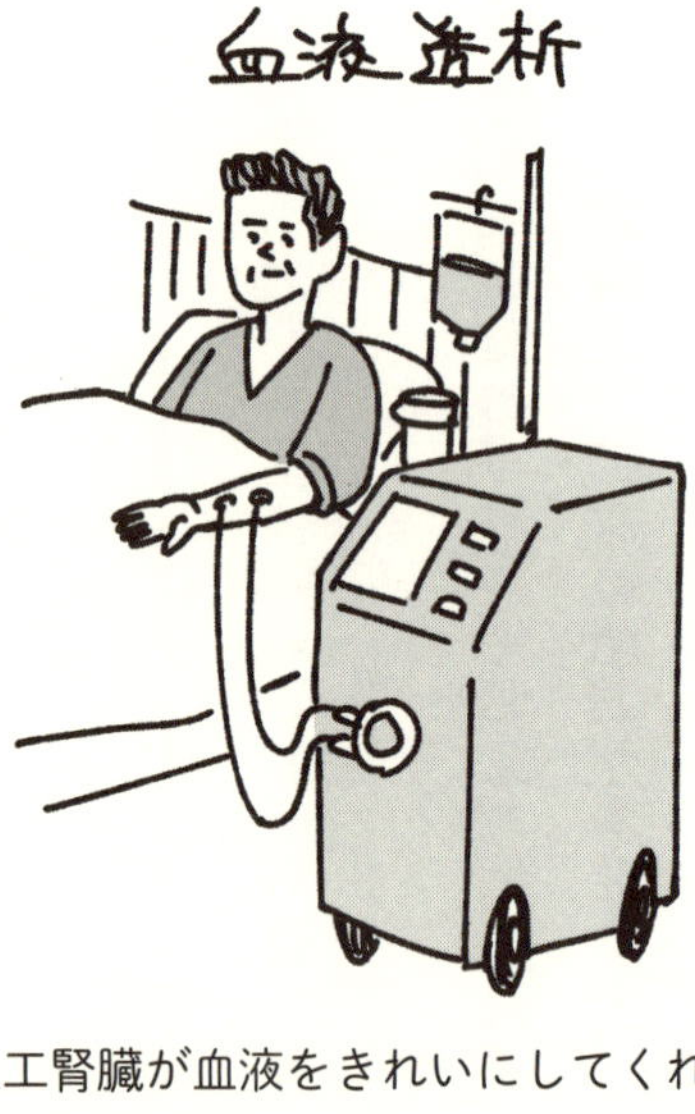

人工腎臓が血液をきれいにしてくれる

・腹膜透析

自分の腹膜の浸透圧を利用して、血液を浄化する方法です。

事前に透析用のカテーテルをお腹に埋め込む手術が必要ですが、1回の透析にかかる時間が約30分（透析パックの交換は1日に3〜4回）と短く、自宅でも行えるために通院が月に1〜2回で済みます。

5〜8時間は腹腔内に透析液を溜めておけるので、原則的には24時間連続して透析することが可能です。

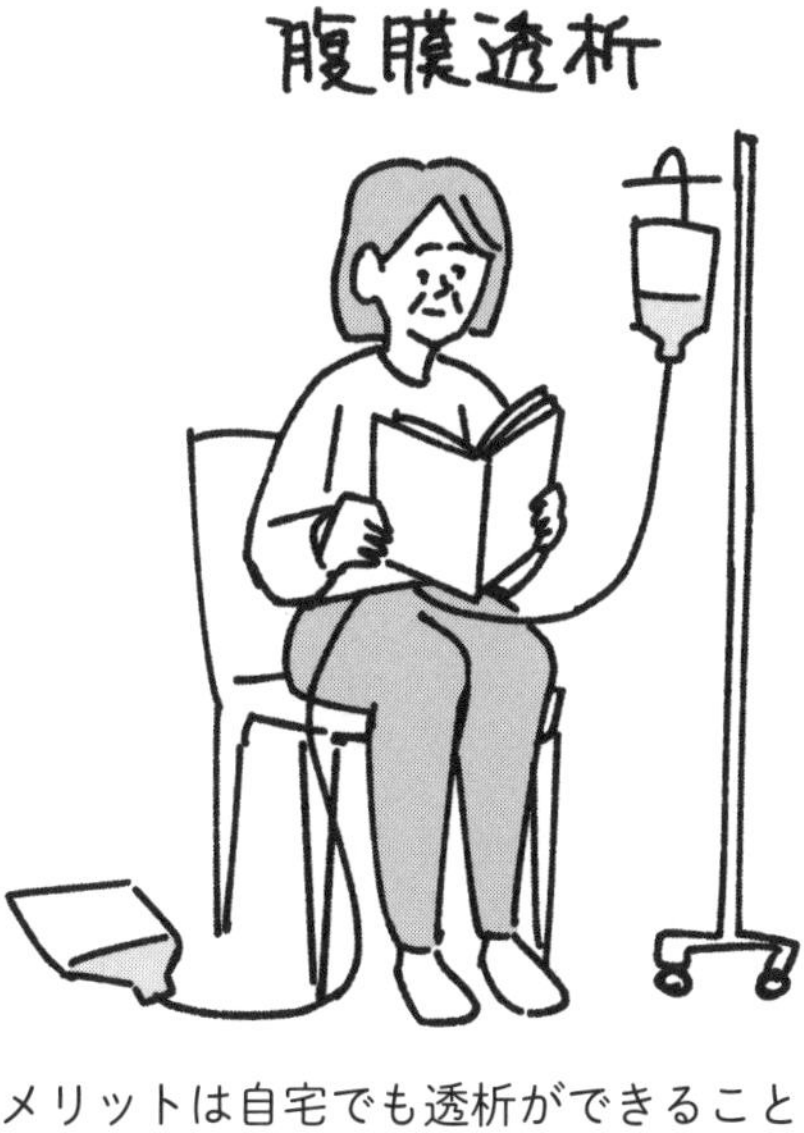

メリットは自宅でも透析ができること

一方で、**感染症などのリスクがあるほか、長期にわたると腹膜が劣化してしまうデメリットもあり、5〜8年を限度に血液透析へと移行しなければならないこ**

とが少なくありません。

血液透析と腹膜透析のどちらの透析療法においても腎機能をすべて完璧に補えるわけではなく、食事制限や薬物治療などの継続が必要となります。

そして、なによりも大切なのは、透析療法を受けながらも腎臓リハビリによる運動療法を続けることです。

私たちが提唱してきた腎臓リハビリメソッドの有用性は年を追うごとに証明され、今では人工透析時の運動療法にも国からの保険適用が認められています。

いったん慢性腎不全になってしまうと腎臓の状態は元に戻せませんが、その悪化のスピードを遅らせることは可能です。

なにもせずに腎機能の悪化を待つくらいなら、今できることを少しでも頑張ってみませんか。

腎移植は腎不全の最終手段

人工透析でも症状の悪化が止まらず、どうしようもなくなってしまった場合には、最終手段として腎移植が選択肢に入ってきます。

腎移植には、生きている人から腎臓をひとつ分けてもらう「生体腎移植」、脳死あるいは心停止となった人から腎臓の提供を受ける「献腎移植」があります。

どちらの場合においても、臓器を提供する人のことを「ドナー」、移植を受ける人のことを「レシピエント」と呼びます。

腎移植が盛んな欧米などと比べると、日本における献腎移植のドナー登録者は少ないため、その多くが家族や血縁者からの生体腎移植となっているのが現状です。

日本では日本移植学会の倫理指針によって、生体腎移植は〝親族からの提供に

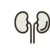

限る〟とされています。

親族の定義は、6親等以内の血族、3親等以内の姻族です。

腎臓の機能がほぼ完全に回復することから、人工透析はもちろんのこと、たんぱく質やカリウムといった食事の摂取制限からも解放されます。

一方、腎移植では免疫機能によって体が拒絶反応を起こすリスクがあるため、移植した腎臓が機能しなくなり、再び透析療法に戻ることも珍しくありません。

現代では優れた免疫抑制剤が開発されたことによって拒絶反応はほとんど起きなくなっていますが、それでも生涯にわたっての服薬は必要となります。

人工透析だから仕事や趣味を諦めなくていい

人工透析にならないよう配慮してきたにもかかわらず、それを避けられなかったときのショックは測り知れないかもしれません。

私も間近で多くの患者さんを診てきただけに、そのお気持ちはよくわかります。

しかし、透析療法は生きていくために必要な手段です。

人工透析になってからも健常者と見間違えるほど元気に過ごしている人と、気力や体力をどんどん失って、車いすから立ち上がれなくなってしまうほどに弱ってしまう人とでは、いったいなにが違うのでしょうか。

ここまでこの本を熱心に読んでくださった方ならば、その答えは簡単ですよね。


その違いを生み出すものこそが、運動療法——すなわち腎臓リハビリメソッドです。


過去の調査では、人工透析を受ける患者さんの最高酸素摂取量（＝体力の指標）は、同年代の健常者の約60％にまで落ちると報告されていました。

また、長時間の透析療法を続けるうちにサルコペニア（全身の筋肉や身体機能が低下した状態）やフレイル（心身の活力低下）を発症し、自分の足で歩けなくなってしまう人も少なくありませんでした。

しかし、**人工透析をしながらも運動療法を続けることによって、筋力や体力の衰えを防ぎ、サルコペニアやフレイルの発症を予防することができます。**

それだけでなく、有酸素運動や筋力トレーニングが、気分転換になったり、自己効力感を高めてくれたりして、ＱＯＬ（生活の質）まで向上します。

体力に自信がついてくると、おのずとこのような好循環を生んでくれるのです。

ひたむきに取り組んでいれば、さらにやれることもどんどん増えてくるでしょう。

例えば、一時はやめようかと悩んでいた仕事が続けられたり、リハビリ施設での交流をきっかけに新しい友達や趣味ができたり、というように、気づけば「透析だから……」といろいろなことを悲観的に諦める必要がなくなっているはずです。

しっかりと事前準備さえしておけば、国内外を問わずに旅行だって可能です。やりたいことには、臆せずにどんどんチャレンジしていきましょう。

もちろん、なにか行動を起こす際には必ず主治医に相談し、どの程度の活動をしてもよいのか許可を得ることも忘れないでくださいね。

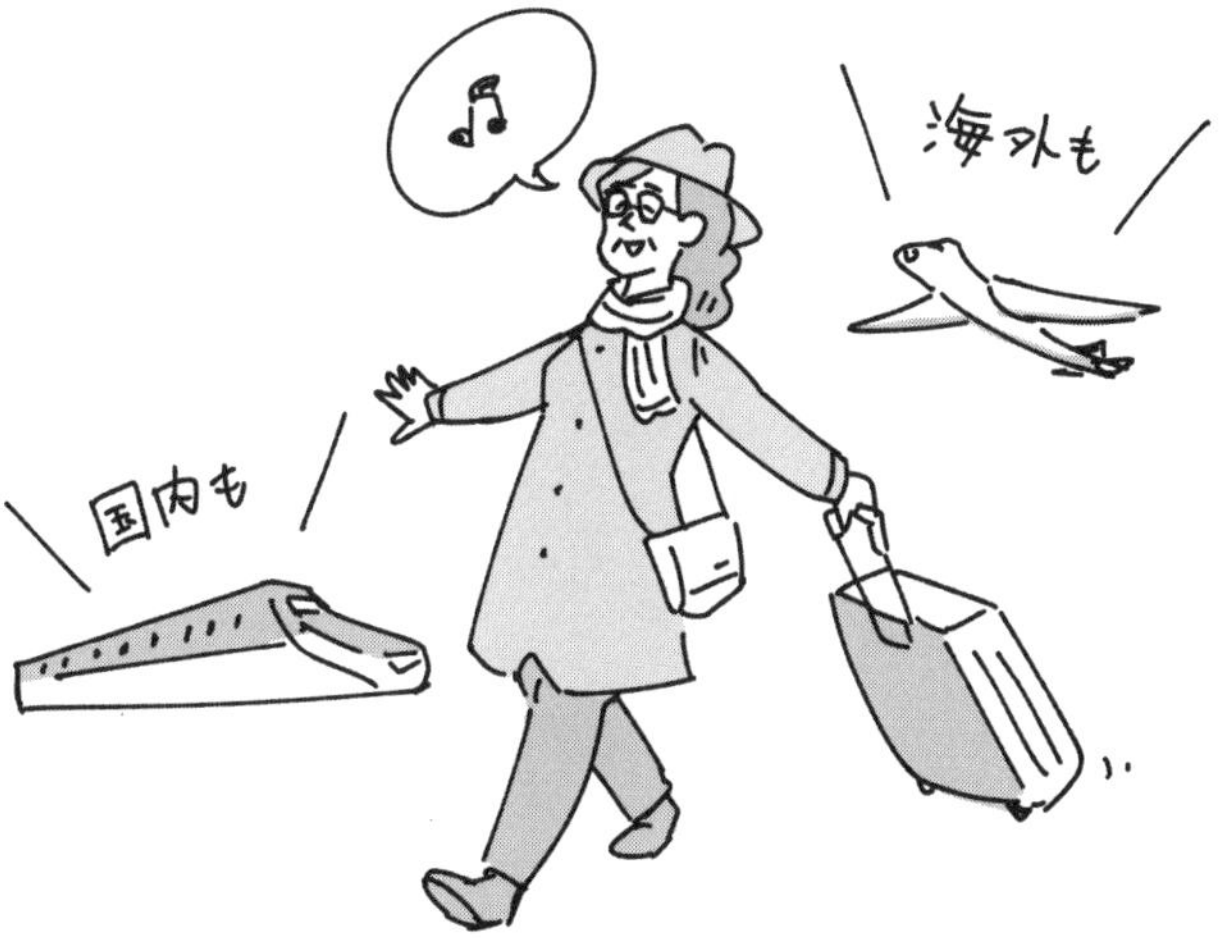

人工透析になっても旅行は楽しめる

おさらい

・腎臓の最も大切な働きは血液中の老廃物を除去すること
・糸球体のろ過機能によって1日に約150ℓもの原尿がつくられている
・尿細管では体に必要な水分や栄養素が再吸収されている
・腎臓は赤血球の生産を促したり血圧の低下を防いだりするホルモンを分泌している
・ネフロンの減少は腎機能の低下を意味する
・たんぱく尿は慢性腎臓病を疑う大切な所見
・「慢性腎臓病」 はさまざまな腎臓病を包括したものの総称
・日本では20歳以上の約5人に1人が慢性腎臓病に罹患している
・透析患者の約4割が糖尿病性腎症を原因疾患とする

・腎臓病の症状や原因は多岐にわたるが行きつくところは尿毒症で共通する
・尿毒症になると人工透析による治療が避けられない
・糖尿病性腎症や腎硬化症のおもな原因は生活習慣病
・慢性糸球体腎炎は自覚症状がないため発見には定期的な健診が求められる
・全身に強いむくみが出る場合はネフローゼ症候群が疑われる
・腎臓病を早期に発見する最適解は「尿検査」と「血液検査」
・血清クレアチニン値は腎臓の状態を知るための最も重要な数値
・GFRは数字が小さいほど腎機能の低下を示している
・「血清クレアチニン値」「年齢」「性別」の3つで腎機能の状態を推定できる（eGFR）
・慢性腎臓病の治療指針は進行度合い（ステージ）に従って決められる

・高齢者はステージG2程度までならば加齢にともなう腎機能低下の範疇

・ステージG3b以降は慢性腎臓病が強く疑われるため、すぐに腎臓専門医の診療が必要

・腎臓病患者は末期腎不全でなく心血管疾患で命を落とすケースが少なくない

・人工透析が必須のステージG5でも運動療法の有用性は証明されている

・日本における生体腎移植は親族からの提供に限られる

・腎臓リハビリメソッドに励めば人工透析になってからも人生を謳歌できる

腎臓くんは
とても大切な仕事を
たくさんしているんだ。

たとえば、血液中のゴミを尿として
せっせと体の外に出している。
そのとき脱水症状にならないよう
体の中の水分バランスを整えるのも
腎臓くんにしかできないことだね。

それだけじゃないよ。

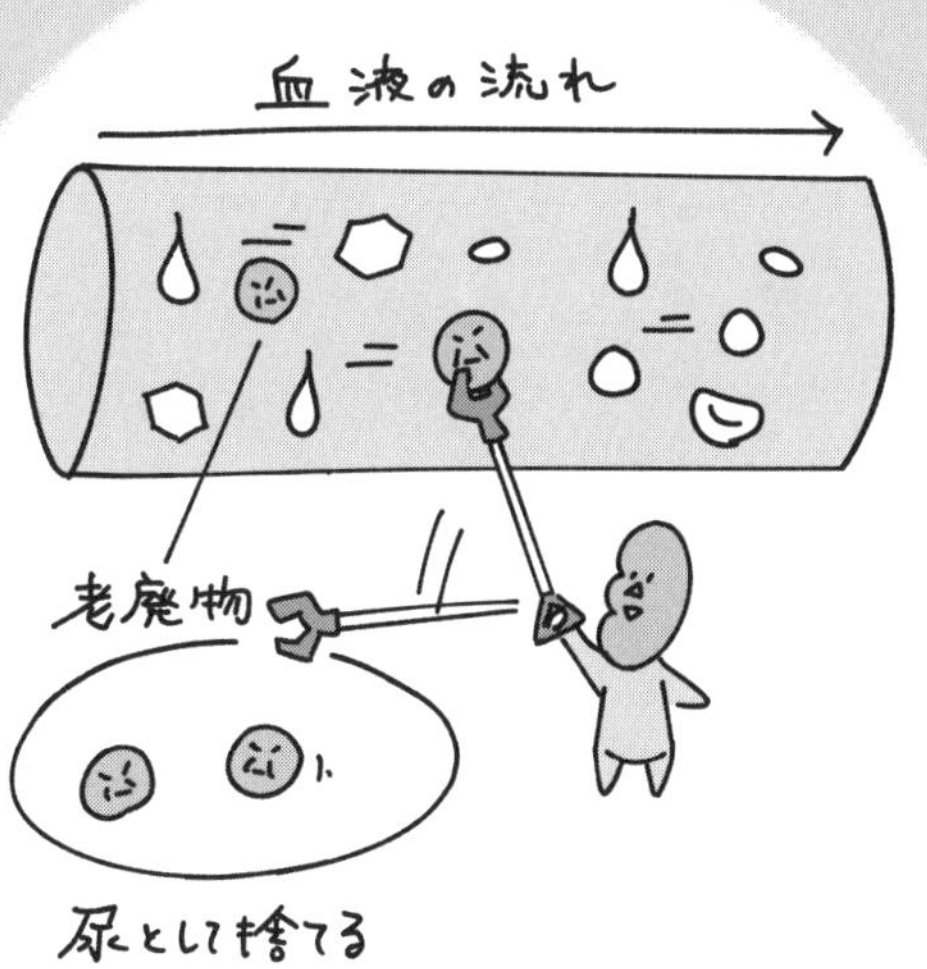

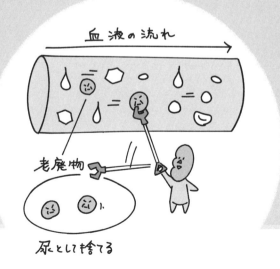

血圧を調節して心筋梗塞や脳梗塞を防いだり、
骨を丈夫にするためのビタミンDや
赤血球を増やすホルモンをつくったりするのも、
じつは腎臓くんがやってくれているんだ。

心臓や肺、胃、肝臓、腸といった、
ほかの臓器たちがちゃんと働けているのも、
腎臓くんがしっかり元気でいてくれるおかげ。

そう、腎臓くんが働かないと、
体の中のいろんな機能が止まってしまって、
人は死んじゃうかもしれないんだ。

だから、腎臓くんは
いつも頑張っている。
どんなにつらくても、
大変でも文句を言わず、
決してサボらずに、
黙々と仕事をしている。

だけど、どうしてだろう。
そんな大事にしなきゃいけない腎臓くんを、
みんなはいじめて弱らせているんだ。
そのことに気づいていないのかな……。

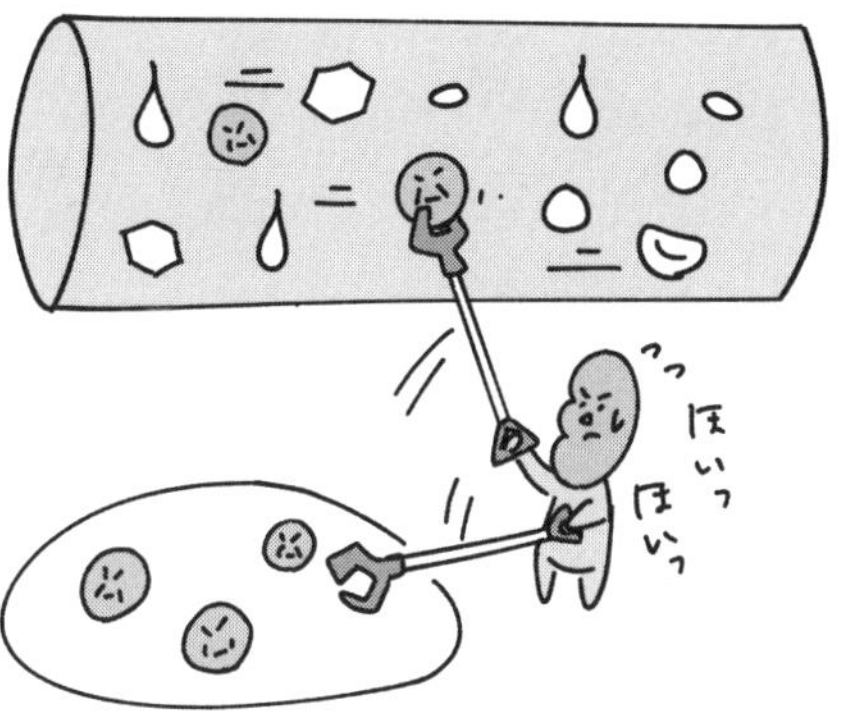

たとえば、腎臓くんは
「塩分」がとっても苦手。
でも、みんなしょっぱい食べ物ばかり好んでいる。

ラーメンにカレーライス、
牛丼、パスタ、サンドイッチ、
塩鮭、みそ汁、お漬物。
普通に食べるぶんには問題ないけど、
くれぐれも塩分を摂りすぎないようにね。

でも、インスタント食品や冷凍食品、
ファストフードやレトルト、スナック菓子は、本当はあんまり食べてほしくないかな。
腎臓くんはお人よしだから文句を言わない。
けれども、ずーっと酷使されていると、
どうしてもいろいろと蓄積していく。

仲良しで大切だったはずのたんぱく質や
カリウム、リンのことも嫌いになっていく。

ぎりぎりまで頑張って、頑張って、
本当は困って「たすけて……」っていう
小さなサインを出していることもある。

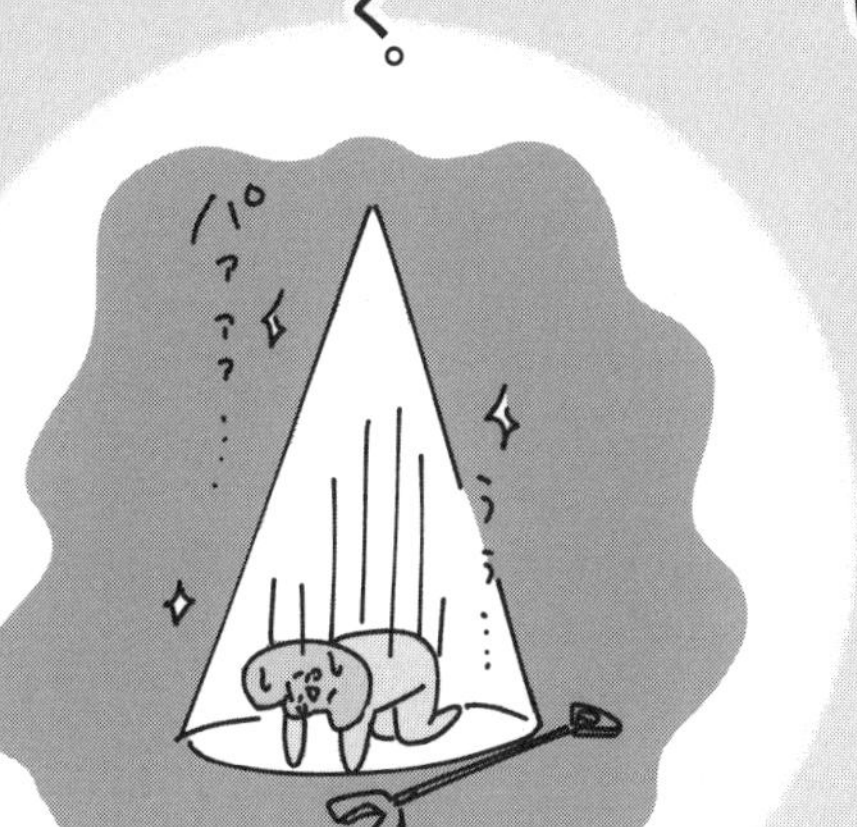

なのに、みんな気づいてくれない。
このままSOSに気づかないでいたら
いったい腎臓くんはどうなっちゃうんだろうね……。
でも、大丈夫だから安心して。
今、ここであなたが頑張れば、まだ間に合うんだ。
腎臓くんのピンチを救うことができるんだよ。

これは体の中で頑張っている腎臓のことを描いた物語です。
物語に登場する腎臓くんが日々頑張っているのは、ほかの誰の体の中でもありません。そう、あなた自身の体の中なのです。

腎臓はとても寡黙で仕事熱心な臓器です。しかし、裏を返せば自分のことを省みず、限界になって壊れるまで頑張り続けてしまう臓器ともいえます。
みなさんは腎臓に〝優しくできている〟と自信をもって言えるでしょうか。

腎臓病の予防には、日頃の生活習慣（肥満、喫煙、運動不足、食塩摂取過多、生活習慣のコントロール不良など）・態度が大きくかかわります。
そして、高血圧、腎臓病、脂質異常症などの良好なコントロールには、患者と医師の二人三脚が必要であり、腎臓リハビリはこれらを実現する具体的な方法にほかなりません。

例えば、慢性腎臓病の患者さんは、歩行速度が遅く、6分間歩行試験の距離が短く、握力が小さいと死亡率が高まります。これは透析患者さんも同じであり、運動をしない人や運動耐容能の低い人は、どうしても生命予後が悪くなってしまいます。

一方で、定期的な運動習慣のある透析患者さんは、そうでない透析患者さんと比較すると明らかに生命予後が良く、1週間の運動回数が多いほど良好であることもデータによって証明されています。

また、身体活動量が慢性腎臓病の予防にも関与していることは、日本はもちろんのこと、中国やイタリアといった世界各国のさまざまな研究結果によっても報告されています。


2011年の第1回日本腎臓リハビリテーション学会学術集会開催時の会員数は36名とつつましいものでしたが、その後2025年3月には日本腎臓リハビリテーション学会の会員数が約3500名にまで増加しており、2022〜2024年に同学会が開催した第4回腎臓リハビリテーションガイドライン講習会においては9000名以上が参加するなど、順調に発展してきました。

なお、その間に日本の腎臓リハビリは、次の4つの点で世界をリードしています。
①日本腎臓リハビリテーション学会という学会組織を有していること
②和文・英文で腎臓リハビリガイドラインを作成して共有していること
③腎臓リハビリ指導士制度を立ち上げて質の保証をしていること
④国民皆保険で腎臓リハビリの一部に診療報酬がついていること

私は2020年秋に発起人（理事長）となって日本腎臓リハビリテーション学会の有志と国際腎臓リハビリテーション学会を設立し、これまでに学会長を務めて5回の学術集会を開催してきました。さらに、2026年には国際腎臓学会と協力し、私が会長として日本で共同シンポジウムを開催する予定です。

腎臓リハビリの研究は、世界的な注目領域になっており、今後さらなるメカニズムの解明や最適リハビリメニューの樹立が期待されることでしょう。

慢性腎臓病や透析治療を受けている方にとっても、腎臓リハビリメソッドを中心とした腎臓リハビリは、もっといきいきとした生活ができたり、長生きできたりするようになる優れた方法なので、ぜひあなたも取り入れてみてください。

おのずと力がみなぎるのを感じ、より積極的で楽しい生活がおくれることを実感できるでしょう。1日だけでは大きな変化は感じられないかもしれません。でも、その積み重ねによってしか得られないものが、より良い未来へとあなたを導いてくれます。

本書を読んでいただいて、腎臓病への不安や心配がやわらぎ、健康長寿の人が増える一助になれたのであれば、ひとりの医師として幸甚に存じます。

上月正博

巻末資料

50	55	60	65	70	75	80	85
110.4	107.4	104.8	102.4	100.2	98.3	96.5	94.8
93.3	90.7	88.5	86.5	84.7	83.0	81.5	80.1
80.6	78.4	76.5	74.7	73.2	71.7	70.4	69.2
70.8	68.9	67.2	65.7	64.3	63.1	61.9	60.8
63.1	61.4	59.9	58.5	57.3	56.2	55.2	54.2
56.9	55.3	54.0	52.7	51.6	50.6	49.7	48.8
51.7	50.3	49.1	48.0	46.9	46.0	45.2	44.4
47.4	46.1	45.0	43.9	43.0	42.2	41.4	40.7
43.7	42.5	41.5	40.5	39.7	38.9	38.2	37.5
40.5	39.4	38.4	37.6	36.8	36.1	35.4	34.8
37.7	36.7	35.8	35.0	34.3	33.6	33.0	32.4
35.3	34.4	33.5	32.8	32.1	31.4	30.9	30.3
33.2	32.3	31.5	30.8	30.1	29.5	29.0	28.5
31.3	30.4	29.7	29.0	28.4	27.8	27.3	26.9
29.6	28.8	28.1	27.4	26.8	26.3	25.8	25.4
28.0	27.3	26.6	26.0	25.5	25.0	24.5	24.1
26.6	25.9	25.3	24.7	24.2	23.7	23.3	22.9
25.4	24.7	24.1	23.5	23.0	22.6	22.2	21.8
24.2	23.6	23.0	22.5	22.0	21.6	21.2	20.8
23.2	22.5	22.0	21.5	21.0	20.6	20.2	19.9
22.2	21.6	21.1	20.6	20.2	19.8	19.4	19.1
21.3	20.7	20.2	19.8	19.3	19.0	18.6	18.3
20.5	19.9	19.4	19.0	18.6	18.2	17.9	17.6
19.7	19.2	18.7	18.3	17.9	17.5	17.2	16.9
19.0	18.5	18.0	17.6	17.2	16.9	16.6	16.3
18.3	17.8	17.4	17.0	16.6	16.3	16.0	15.7
17.7	17.2	16.8	16.4	16.1	15.7	15.5	15.2
17.1	16.6	16.2	15.9	15.5	15.2	14.9	14.7
16.5	16.1	15.7	15.3	15.0	14.7	14.5	14.2
16.0	15.6	15.2	14.9	14.6	14.3	14.0	13.8
15.5	15.1	14.8	14.4	14.1	13.8	13.6	13.3
15.1	14.7	14.3	14.0	13.7	13.4	13.2	13.0
14.7	14.3	13.9	13.6	13.3	13.0	12.8	12.6
14.2	13.9	13.5	13.2	12.9	12.7	12.4	12.2
13.9	13.5	13.1	12.8	12.6	12.3	12.1	11.9

出典：「eGFR 男女・年齢別早見表」（日本腎臓学会）

例えば、53 歳の男性で、血清クレアチニン値が 1.3 の場合、
eGFR の数値は 46.1 ～ 47.4 でステージ G3a となります。

※早見表はあくまでも推算値です。
確定診断は必ず専門医を受診してください。

推算糸球体ろ過量（eGFR）年齢別早見表【男性版】

男性		年齢					
		20	25	30	35	40	45
血清クレアチニン値	0.6	143.6	134.7	127.8	122.3	117.7	113.8
	0.7	121.3	113.8	108.0	103.3	99.4	96.1
	0.8	104.8	98.3	93.3	89.3	85.9	83.1
	0.9	92.1	86.4	82.0	78.5	75.5	73.0
	1.0	82.1	77.0	73.1	69.9	67.3	65.1
	1.1	74.0	69.4	65.9	63.0	60.6	58.6
	1.2	67.3	63.1	59.9	57.3	55.1	53.3
	1.3	61.6	57.8	54.9	52.5	50.5	48.8
	1.4	56.8	53.3	50.6	48.4	46.6	45.0
	1.5	52.7	49.4	46.9	44.9	43.2	41.8
	1.6	49.1	46.1	43.7	41.8	40.2	38.9
	1.7	46.0	43.1	40.9	39.1	37.7	36.4
	1.8	43.2	40.5	38.4	36.8	35.4	34.2
	1.9	40.7	38.2	36.2	34.6	33.3	32.2
	2.0	38.5	36.1	34.2	32.8	31.5	30.5
	2.1	36.5	34.2	32.5	31.1	29.9	28.9
	2.2	34.7	32.5	30.9	29.5	28.4	27.5
	2.3	33.0	31.0	29.4	28.1	27.1	26.2
	2.4	31.5	29.6	28.0	26.8	25.8	25.0
	2.5	30.1	28.3	26.8	25.7	24.7	23.9
	2.6	28.9	27.1	25.7	24.6	23.7	22.9
	2.7	27.7	26.0	24.7	23.6	22.7	21.9
	2.8	26.6	25.0	23.7	22.7	21.8	21.1
	2.9	25.6	24.0	22.8	21.8	21.0	20.3
	3.0	24.7	23.2	22.0	21.0	20.2	19.6
	3.1	23.8	22.3	21.2	20.3	19.5	18.9
	3.2	23.0	21.6	20.5	19.6	18.9	18.2
	3.3	22.2	20.9	19.8	18.9	18.2	17.6
	3.4	21.5	20.2	19.2	18.3	17.6	17.1
	3.5	20.9	19.6	18.6	17.8	17.1	16.5
	3.6	20.2	19.0	18.0	17.2	16.6	16.0
	3.7	19.6	18.4	17.5	16.7	16.1	15.5
	3.8	19.1	17.9	17.0	16.2	15.6	15.1
	3.9	18.5	17.4	16.5	15.8	15.2	14.7
	4.0	18.0	16.9	16.0	15.3	14.8	14.3

ステージの色分け

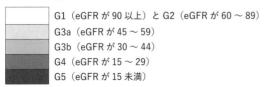

G1（eGFR が 90 以上）と G2（eGFR が 60 ～ 89）

G3a（eGFR が 45 ～ 59）

G3b（eGFR が 30 ～ 44）

G4（eGFR が 15 ～ 29）

G5（eGFR が 15 未満）

50	55	60	65	70	75	80	85
81.6	79.4	77.4	75.7	74.1	72.6	71.3	70.0
68.9	67.1	65.4	63.9	62.6	61.3	60.2	59.2
59.5	57.9	56.5	55.2	54.1	53.0	52.0	51.1
52.3	50.9	49.7	48.6	47.5	46.6	45.7	45.0
46.6	45.4	44.3	43.3	42.4	41.5	40.8	40.1
42.0	40.9	39.9	39.0	38.2	37.4	36.7	36.1
38.2	37.2	36.3	35.4	34.7	34.0	33.4	32.8
35.0	34.1	33.2	32.5	31.8	31.2	30.3	30.1
32.3	31.4	30.6	29.9	29.3	28.7	28.2	27.7
29.9	29.1	28.4	27.8	27.2	26.6	26.2	25.7
27.9	27.1	26.5	25.9	25.3	24.8	24.4	24.0
26.1	25.4	24.8	24.2	23.7	23.2	22.8	22.4
24.5	23.9	23.3	22.7	22.3	21.8	21.4	21.1
23.1	22.5	21.9	21.4	21.0	20.6	20.2	19.8
21.9	21.3	20.7	20.3	19.8	19.5	19.1	18.8
20.7	20.2	19.7	19.2	18.8	18.4	18.1	17.8
19.7	19.2	18.7	18.3	17.9	17.5	17.2	16.9
18.8	18.2	17.8	17.4	17.0	16.7	16.4	16.1
17.9	17.4	17.0	16.6	16.3	15.9	15.6	15.4
17.1	16.7	16.2	15.9	15.5	15.2	15.0	14.7
16.4	16.0	15.6	15.2	14.9	14.6	14.3	14.1
15.7	15.3	14.9	14.6	14.3	14.0	13.8	13.5
15.1	14.7	14.4	14.0	13.7	13.5	13.2	13.0
14.6	14.2	13.8	13.5	13.2	13.0	12.7	12.5
14.0	13.6	13.3	13.0	12.7	12.5	12.3	12.0
13.5	13.2	12.8	12.5	12.3	12.0	11.8	11.6
13.1	12.7	12.4	12.1	11.9	11.6	11.4	11.2
12.6	12.3	12.0	11.7	11.5	11.2	11.0	10.9
12.2	11.9	11.6	11.3	11.1	10.9	10.7	10.5
11.8	11.5	11.2	11.0	10.8	10.5	10.4	10.2
11.5	11.2	10.9	10.7	10.4	10.2	10.0	9.9
11.1	10.8	10.6	10.3	10.1	9.9	9.7	9.6
10.8	10.5	10.3	10.0	9.8	9.6	9.5	9.3
10.5	10.2	10.0	9.8	9.6	9.4	9.2	9.0
10.2	10.0	9.7	9.5	9.3	9.1	8.9	8.8

出典：「eGFR 男女・年齢別早見表」（日本腎臓学会）

例えば、53 歳の女性で、血清クレアチニン値が 1.3 の場合、
eGFR の数値は 34.1 ～ 35.0 でステージ G3b となります。

※早見表はあくまでも推算値です。
　確定診断は必ず専門医を受診してください。

推算糸球体ろ過量（eGFR）年齢別早見表【女性版】

女性		年齢					
		20	25	30	35	40	45
血清クレアチニン値	0.6	106.1	99.5	94.5	90.4	87.0	84.1
	0.7	89.6	84.1	79.8	76.3	73.5	71.0
	0.8	77.5	72.7	68.9	66.0	63.5	61.4
	0.9	68.1	63.9	60.6	58.0	55.8	54.0
	1.0	60.7	56.9	54.0	51.7	49.7	48.1
	1.1	54.7	51.3	48.7	46.6	44.8	43.3
	1.2	49.7	46.6	44.2	42.3	40.7	39.4
	1.3	45.5	42.7	40.5	38.8	37.3	36.1
	1.4	42.0	39.4	37.4	35.8	34.4	33.3
	1.5	38.9	36.5	34.7	33.2	31.9	30.9
	1.6	36.3	34.0	32.3	30.9	29.7	28.8
	1.7	34.0	31.9	30.2	28.9	27.8	26.9
	1.8	31.9	29.9	28.4	27.2	26.1	25.3
	1.9	30.1	28.2	26.8	25.6	24.6	23.8
	2.0	28.4	26.7	25.3	24.2	23.3	22.5
	2.1	26.9	25.3	24.0	23.0	22.1	21.4
	2.2	25.6	24.0	22.8	21.8	21.0	20.3
	2.3	24.4	22.9	21.7	20.8	20.0	19.3
	2.4	23.3	21.8	20.7	19.8	19.1	18.5
	2.5	22.3	20.9	19.8	19.0	18.3	17.6
	2.6	21.3	20.0	19.0	18.2	17.5	16.9
	2.7	20.5	19.2	18.2	17.4	16.8	16.2
	2.8	19.7	18.5	17.5	16.8	16.1	15.6
	2.9	18.9	17.8	16.9	16.1	15.5	15.0
	3.0	18.2	17.1	16.2	15.5	15.0	14.5
	3.1	17.6	16.5	15.7	15.0	14.4	13.9
	3.2	17.0	15.9	15.1	14.5	13.9	13.5
	3.3	16.4	15.4	14.6	14.0	13.5	13.0
	3.4	15.9	14.9	14.2	13.5	13.0	12.6
	3.5	15.4	14.5	13.7	13.1	12.6	12.2
	3.6	14.9	14.0	13.3	12.7	12.2	11.8
	3.7	14.5	13.6	12.9	12.4	11.9	11.5
	3.8	14.1	13.2	12.5	12.0	11.5	11.2
	3.9	13.7	12.8	12.2	11.7	11.2	10.8
	4.0	13.3	12.5	11.9	11.3	10.9	10.6

ステージの色分け

G1（eGFRが90以上）とG2（eGFRが60～89）
G3a（eGFRが45～59）
G3b（eGFRが30～44）
G4（eGFRが15～29）
G5（eGFRが15未満）

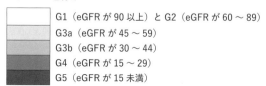

	月　　日（木）	月　　日（金）	月　　日（土）	月　　日（日）
	kg	kg	kg	kg
	mmHg	mmHg	mmHg	mmHg
	mmHg	mmHg	mmHg	mmHg
	拍／分	拍／分	拍／分	拍／分
	mmHg	mmHg	mmHg	mmHg
	mmHg	mmHg	mmHg	mmHg
	拍／分	拍／分	拍／分	拍／分
	歩	歩	歩	歩

今日も頑張った記録

日付			月　　日（月）	月　　日（火）	月　　日（水）	
朝の体重（排尿後）			kg	kg	kg	
起床時	血圧	最大	mmHg	mmHg	mmHg	
		最小	mmHg	mmHg	mmHg	
	心拍数		拍 / 分	拍 / 分	拍 / 分	
就寝時	血圧	最大	mmHg	mmHg	mmHg	
		最小	mmHg	mmHg	mmHg	
	心拍数		拍 / 分	拍 / 分	拍 / 分	
腎臓リハビリ	いきいきウォーキング		歩	歩	歩	
	ゆる大股落とし					
	ゆるスクワット					
	寝たまま尻上げ					
	ゆっくり壁押し					
今日のひとこと（メモ、よかったことなど）						

東北大学病院が開発した
弱った腎臓を自力で
元気にする方法

発行日　2025年5月6日　第1刷
発行日　2025年6月9日　第2刷

著者　上月正博

本書プロジェクトチーム
編集統括　柿内尚文
編集担当　小林英史
編集協力　岡田大、新谷和寛
カバーイラスト　山内庸資
本文イラスト　髙栁浩太郎
カバーデザイン　井上新八
本文デザイン　菊池崇＋櫻井淳志（ドットスタジオ）
校正　植嶋朝子

営業統括　丸山敏生
営業推進　増尾友裕、綱脇愛、桐山敦子、寺内未来子
販売促進　池田孝一郎、石井耕平、熊切絵理、菊山清佳、山口瑞穂、相澤いづみ、吉村寿美子、矢橋寛子、遠藤真知子、森田真紀、氏家和佳子
プロモーション　山田美恵、川上留依、鈴木あい

編集　栗田亘、村上芳子、大住兼正、菊地貴広、福田麻衣、小澤由利子、宮崎由唯
メディア開発　池田剛、中山景、中村悟志、長野太介、入江翔子、志摩晃司
管理部　早坂裕子、生越こずえ、本間美咲
発行人　坂下毅

発行所　株式会社アスコム

〒105-0003
東京都港区西新橋2-23-1　3東洋海事ビル
TEL：03-5425-6625

印刷・製本　日経印刷株式会社

Printed in Japan ISBN 978-4-7762-1403-8